ねころんで
読める

苦手意識を
乗り越える
入門書

性感染症

市立伊勢総合病院
内科・総合診療科 副部長
谷崎隆太郎

感染対策ラボ 代表
堀　成美

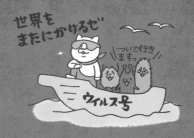

世界を
またにかけるぜ

ついて行き
ます…

ウイルス号

MC メディカ出版

はじめに

　ある時期から「性病のホリさん」と言われる機会が増えました。性感染症を
ライフワークや研究テーマとする人は感染症関係者の中でも「レアもの」「変
わり者」ポジションです。

　そもそも、なぜ性感染症に関心を持ったのかと言いますと、とうに皆の関心
は低下しているものの、1980年代に大騒ぎしたHIV感染症に出会ったためで
す。米国の疾病予防管理センター（CDC）が出している週報（MMWR、舌を
噛みそうですが、エムエムダブリューアール、と呼びます）に免疫不全の男性
とセックスをする男性の事例が紹介されてから間もなくして、いわゆる「パニ
ック」が起こりました。それは医療者も例外ではありませんでした。今では1
日1回1錠、副作用もマイルドな治療になりましたが、当初は治療薬がないと
か、薬はできたけれど1日に4回も5回もたくさんの薬を飲まないといけない
とか、大変な時代もありました。

　でも、ずっと消えない疑問があります。それは、専門家にしても国にしても
社会にしても、「HIVや性感染症を本当に減らしたいと思っているのか？」と
いうことです。世界で採用されている標準的な予防策はありません。取り組む
専門機関も専門部署もありません。患者に「寄り添う」と言いながら、性感染
症だけは自業自得のように言われたりもします。

　子どもたちへの教育では、命や健康を守るためのサバイバル情報よりも、人
権や社会問題が好まれ、時には「アレを言うな、コレを言うな」と外側から介
入される現場も存在します。

　このような中で、性感染症の予防を真剣に考えていたのは、「感染したかも
しれない」不安と格闘をしていた人たち、感染して治療をしなければならなく
なった人たちでした。

　電話の向こうで、採血室で、診察の後の待合室で、実に多くのことを教えて
くれた人たちから託された思いを中心にお伝えしたいと思います。

2023年8月

堀　成美

ねころんで読める

性感染症

Contents

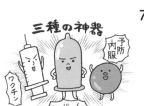

三種の神器
予防内服
ワクチン
コンドーム

第2章 性感染症になると
どうなる?
谷崎隆太郎

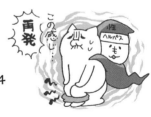

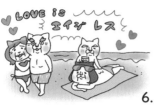

**第3章　性感染症についての
相談から学ぶ**　堀　成美

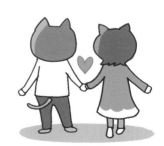

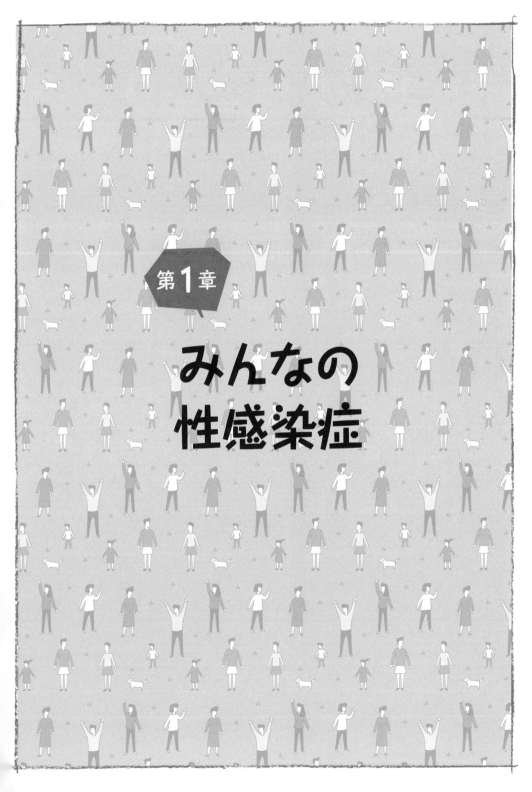

第1章

みんなの
性感染症

1. 手に取った、あなたは誰?
少しでも安全な社会を次世代に

「ニッチな話題」に目を止め、手に取ってくださったあなた。ありがとうございます。

いや、「ニッチ」でもないですね。胎児から死ぬ間際まで実際には関連しうる感染症ですし、診療科や職種を超えるし、今時なら病原体がサクサクと国境や距離を越える時代です。真面目に考えるとかなり怖い話題でもあるので、ねころんで読む話から始めるのがよいのかもしれません。

この話題、とても儲かるといった、わかりやすいインセンティブはありません。世界を救う正義に加わる快感めいたものもありません。自業自得じゃないの…とバッサリ切られやすい話でもあります。そんな中、仕事のため、レポートのため、新しい情報の確認のためと、いろいろな関心で読んでくださる方がいることに感謝します。関心こそが愛の始まりです。「なったかもしれないと不安な人、大変だな」「病気になって、これから治療する人、頑張れ」と思うためには、統計の数字だけでは難しい。30年以上、性感染症について語り、教える中で実感することです。

「ねころんでシリーズに性感染症を」と聞いて、最初はぶっ飛びました。でも、ねころんで読むのが一番フィットする話題のようにも思います。私たちはもともと、「性」の話題が苦手だったり居心地が悪かったりします。特に誰かと話したり共有したりするときに。一歩前に進むような、「よいしょ」という掛け声が必要な感じがするのです。この本が、読んでくださった皆さんの気持ちが少しでも軽くなることにつながったら嬉しいです。

　人は病気になったときに、病気そのもので苦しみ、さらに社会や支援者から向けられる視線や言葉に怯えたり傷ついたりもします。つらさや悲しみを理解されないこと、救おうとする人がいないことで病気のインパクトがより大きくなってしまいます。

　その昔、苦しむ人がたくさんいた時代に比べたら、ワクチンや検査・治療など、私たちにはいろいろ与えられています。でも、どれだけ統計的にインパクトを失っても、一定数の人は困ったり苦しんだりしますし、「なったかもしれない」段階での不安や悩みを抱える人はもっとたくさんいます。病気はそれ自体で大変なだけでなく、検査や治療があるだけでは解決しない問題があります。それは伝えていかないといけないと思っています。

予防するワクチンがあったとは知らなかった…。
再感染するとは知らなかった…。
妊娠前に調べておく選択肢があったなら知りたかった…。
自分だけ努力してもだめなら、相手にも言ってほしかった…。

　逆に、「隠している感じがなく、とにかく頑張って健康を守れって言ってもらえて嬉しかった」「家族や親友にも相談できない話題なので、先生やスタッフが応援してくれて救われた」と、予算も時間もあまりかからない方法で多くの人を助けている人たちもいます。

　一人の人のすべての場面に関わることはできませんが、性感染症について沈黙せず、語ることから始まるサポートにより多くの人が加わってくださったら嬉しい。少しでも安全な社会を次世代に残せたらと思っています。

2. 性感染症になるのは誰？
"思い込み"を乗り越える！

「まだセックスしたことがない人同士なら
病気にはなりませんか？」

　中学校や高校で性教育をする際に、学校の先生が事前質問をまとめてくれることがあります。「まだセックスしたことがない人同士なら病気にはなりませんか？」という質問が必ず入っています。「もしかしたら、近々計画があるのかもしれない」と、おばちゃんナースはちょっとドキドキします。

　この答えは No です。ここで Yes と言えない理由は複数あります。例えば、HIV や B 型肝炎ウイルスは母子感染でもうつります。本人は知らずにウイルスを持っている→ほかの人に感染が起こりうる、ということがあります。

　小学生が手術前のルチーンの感染症検査で HIV 陽性となったことがあります。「検体間違いじゃないか？」とも考えられましたが、本当の「陽性」でした（この結果、お母さんの診断につながり、子どもがお母さんを救いました）。

　大学生の女性が急性肝炎で救急受診し、その原因がパートナーからの B 型肝炎ウイルス感染だったという事例では、男性は親や主治医から母子感染したこと、将来パートナーとなる人への感染予防策を知らされていませんでした。

　「セックスをしたことがない」もトリッキーな表現です。「セックス」は人によって想像するものが異なっているからです。腟－ペニス性交はしたことがないから「処女」「童貞」という説明があります。しかし、口と性

器、肛門と性器の接触がある場合、口や肛門、性器で感染が起こっていることがあります。

　つまり、「下は陰性、上は陽性」「前は陰性、後ろは陽性」パターンです。妊娠が怖いから、あるいは結婚までは未経験であることが尊ばれる文化圏では、その戒律をおかさないようにするために肛門性交が行われています。

　これ以外にも、親が口の中で噛み砕いた食事を与えたためにうつった口唇ヘルペスウイルスは、口だけではなく性器にも感染し、本人は気づかずに相手に感染させることがあるので、「お互い未経験のはずなのに性感染症になった」ということはときどき起こります。ミステリーに陥らないよう、覚えておいていただければと思います。

思い込みは落とし穴

　医療者もまた、「この人に性感染症のリスクはないだろう」と思い込んで失敗することがあります。実際にはお尋ねしないとわかりません。「ないだろう」と思い込む以前に「まさか」「考えもしなかった」「だってこの人は○歳だから」ということがあります。「1週間・1カ月以内*に性的な接触や性行為はありますか？」と問診票で全員に尋ねるのは、このような思い込みでのミスを防ぐのに役立ちます。

　パートナー共に高齢である、パートナーが死亡して独居であることから、その人が性的にアクティブではないだろうと（なんとなく）思い込んでしまうことをぜひ覚えておいてください。

　事例を2つ紹介します。

＊医師が想定する疾患によっては、より長期間の振り返りをするとよいでしょう（p.135）。
　ただし、本人は覚えていない／答えられない場合があります。

【事例1】

　75歳の女性が入院する際の検査で偶然、HIV陽性とわかりました。主治医は同居しているパートナーの検査を勧めましたが、この男性は陰性でした。その後、本人から話を聞いたところ、「夫とは30年以上性交渉はないけれど、付き合っている人が数名いるので、そのうちの誰かからの感染だと思う」とのことでした。挿入時や性交中の摩擦に痛みを伴うため、コンドームを使わないようにしていました。

【事例2】

　60歳のパートナーがHIV陽性とわかったため、医師から検査を勧められた55歳の女性がHIV陽性とわかりました。51歳で閉経し、「もう妊娠はしない」と考えたこと、この人以外にパートナーもいなかったことから、コンドームは使用していませんでした。その後、詳しく話を聞いたところ、この1年で2回、帯状疱疹を繰り返していましたが、そのときHIV検査は勧められていませんでした。

　性的な関心や身体機能には個人差がありますが、年齢やライフステージに応じて変化しつつも全くなくなるわけではありません。この本を読んでいる方も、現場で働く医療者も、これまで生きてきたライフステージのことはおおよそ理解できていますが、自分の未体験ゾーンの年齢での性的な活動がどのようなものであるかは想像するしかなく、また聞いて教えていただくしかありません。「高齢者なのに」といった情報バリアはなくしたいですね。人生の後半が性的にも豊かであることが、健康として喜ばしいと思えると、会話もしやすくなると思います。

　性感染症は無症状のもの・無症状の期間があるため、自分で感染に気づけないことは珍しくありません。事例1は「入院時のルチーン検査」「入院時に一式で行う感染症検査」で、梅毒・HIV・肝炎をまとめて検査する際に偶然に把握されたパターンです。このようなルチーン検査は義務でも推奨されているわけでもないのですが、習慣として行っている病院があり

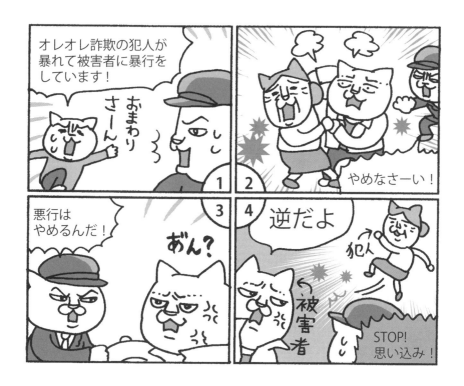

ます。「重症になる前に気づけてよかったね」という話なのですが、医師
や看護師は最初に「夫にうつされたに違いない」と思い込んでしまいまし
た。実際には夫は陰性で、婚外セックスで感染したのだろうと本人は考え
ていました。事例2では医師がパートナーの検査を勧めたので、重症にな
る前にHIV感染に気づくことができました。しかし、その前の「帯状疱
疹を繰り返している」ときには検査を勧めてもらえていません。

　現実の話をすると、「もしかしたらセックスでうつる病気かもしれませ
ん」とお伝えし、「検査をしましょう」と勧める会話は、慣れていないと
ぎこちなさを感じてしまいます。しかし、そこで「念のため」と検査を勧
めることが、その方の健康を守り、またパートナーの健康、母子の健康を
守ることにつながります。

3. その数字は真実か
性感染症の数字のトリセツ

増えた・減ったの数字のもと

　感染症が増えた・減ったというのは報道ネタの一つです。微増微減はニュースになりませんが、「急激に増えている」は注目されやすい状況です。逆に、頑張って減らしたものはニュース性が低く、また継続的に少なく押さえ込み続けるという感染症対策の最高パフォーマンスに到達してしまうと、全く相手にされなくなったりします。

　増えた・減ったの数字のもとは、医師（医療機関）からの届出です。日本の性感染症の数字には2カテゴリーあります。1つは「全数報告」で、診断した医師は必ず保健所に届出をします（することを期待されています）。HIVや梅毒はこのカテゴリーです。もう1つが「定点報告」で、指定された医療機関だけが週に1回、集計して保健所に報告します。クラミジアや淋菌、コンジローマ、性器ヘルペスはこのカテゴリーです。前の月、前年度とは比較できますが、流行については決められた計算式での推測になります。

　なぜ、全部届出ないのか（全数報告にしないのか）と思われるかもしれませんが、理由の一つに「多すぎて報告しきれない」ことがあります。検査センターの検査数や電子カルテから自動的に集計されるような仕組みができれば、変わっていくかもしれません。

　ということで、私たちがニュースなどで見ている数字には注意が必要です。

数字の精度の問題

　まず「どれくらい正確なのか？」です。「数字の精度」問題と言います。診断したらすべて報告することになっている感染症でも、実際にはすべて報告されているわけではありません。

「全数報告って知らなかった（忘れた）」

「届けなきゃって思ったけれど、忙しくて忘れた」

「多すぎて届出の書類作成が追いつかない」

「FAX してって事務部門に頼んだけれど、されていなかった」

　このようないろいろな理由で、カウントにたどり着きません。見落とされている数字があるということです。これを「過小評価」と言います。実

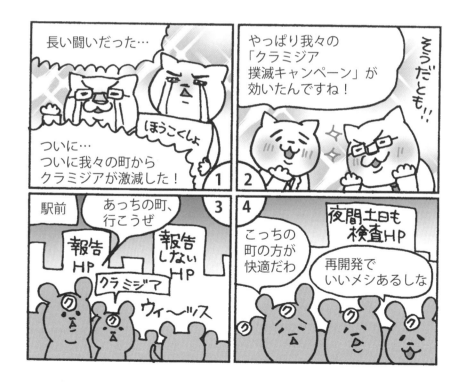

際よりかなり少なく見える、という意味です。

　逆に「急増」「激増」「爆発」と言われることもあります。突然、ある感染症が増えるパターンとして、テレビや新聞で報道され、不安になって検査する人が増え（分母の増加）、結果として診断される人が増える（分子の増加）ことがあります。また、新しい検査キットが販売されたときにも、そのような現象が起こります（新しいものは使ってみたいし、メーカーがたくさん宣伝をします）。特に「簡易検査」「迅速検査」、つまり診察室でサクッと検査できてサクッと結果が出るようなものは検査のハードルが低くなるため、検査を受ける人が増えます。このように心配な人が検査を受けやすくなるのは早期診断・早期治療につながるといった利点がありますが、簡単すぎるゆえの課題もあります。

　便利さを追求していくと、病院や診療所に行かなくても自分で唾液や尿、血液の検体を取って郵送する自己検査・在宅検査になります。結果はメールやオンラインで教えてもらえます。かなり正確だとしても、この時点では陽性でも統計にはカウントされません。それはなぜか？ 医師が診断して届出をしていないからです。

　別のパターンを紹介しましょう。ある地域でクラミジアの報告が激減したことがあります。これは定点医療機関として報告することになっていた産婦人科が、医師不足で診療を縮小していたからだとわかりました。また、駅前に夜や週末に受診できる新しいクリニックができ、患者がそこに流れたために、その地域全体で減ったように見えたこともありました。新しいクリニックは定点報告する医療機関に指定されていないからです。

　この定点医療機関は地域で相談して決めるのですが、指定を引き受けても報酬はほとんどないに等しく、業務が増えるという課題があります。

数字の背景にあるもの

　ここまで読んできてお気づきだと思いますが、性感染症の数字が増えたり減ったりすることにはさまざまな要素が関連します。このため、「新し

く始めた予防教育の効果だ！」とぬか喜びする前に、こうした数字の背景を考える必要があります。「増えた！ 大変だ！」も、高リスク層にうまく検査について啓発できて診断につながっているのかもしれません。

　地域の感染症の数字は、週報・月報・年報として感染症情報センターから公表されます。皆さんの地域の状況を知るために、ネットで木曜・金曜に公表される週報を、まず眺めてみてください。

メモ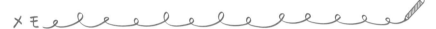

　性感染症の話をするときに、地域や国のグラフは「参考」程度に。増えた・減ったをリアルに説明するのは難しい。

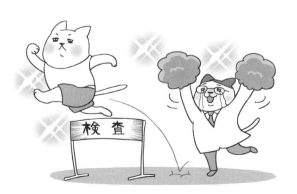

4. そのウイルスはどこから？
謎解きは遺伝子情報から

　通常の診療では、細菌やウイルスの遺伝子情報まで調べる必要はありませんが、遺伝子情報を検索すると、もともとどこから来て、どう広がったのかを把握できます。院内感染がどう起こったのか、この感染症はどのように広がる特徴を持つのかといった対策のヒントになることがあります。

　例えば、時々海外から持ち込まれて病院内や学校・職場で広がる麻疹ウイルス。遺伝子型を見るとフィリピンからのB3型、ベトナムやインドネシアからのD8型に分類することができます。同じ地域で同時期に報告された麻疹が、リンクしているものなのか、または別ルートなのかはこれでわかります。

　刑務所で結核の集団感染が起こったときに、接触のあった30人を調べたら、なんと15人も感染していたという事例がありました。しかし、菌の型はバラバラで、1人から14人に広がったのではなく、たまたま一斉にスクリーニング検査をしたら運良く診断してもらえただけだとわかりました。路上生活をしていて栄養状態が良くなかった、結核流行地で育った人が多かったため想定の範囲ではありましたが。

　また、HIV陽性の男性が、コンドームなしのセックスをしていたパートナーを検査のために連れてきたことがありました。パートナーもHIV陽性と判明した際、「どちらが先に感染してうつしてしまったのかはわかりませんが、2人で支え合って頑張ります」と前向きなコメントを述べていました。実は、1人のウイルスは北米で流行している型、もう1人のウイルスはアフリカで流行している型。つまり、お互い別の人からうつったのだろうと思われる状況でした。主治医もスタッフもあえてそのことは伝えませんでした（その後の治療や予防には特に影響しないからです）。

　ニューヨークで流行していた大腸菌とほぼ同じ遺伝子型の大腸菌が、遠く離れたカリフォルニアで検出されたことがありました。原因は Internet Arranged Sex（インターネットで出会って行われたセックス）。本来なら出会わないはずの2人が接点を持ち、女性が膀胱炎を発症することで把握されました。若い女性の膀胱炎の多くはセックスが原因＝性感染症と考えるべき病状です。患者さんからより詳細な情報を聞き取ると、このような謎解きにつながることがあります。

　性感染症で要注意なのが多剤耐性病原体です。その代表例が次々と抗菌薬が効きにくくなっている淋菌です。セフトリアキソン耐性淋菌がイギリスで把握され、その数カ月後に新たに耐性淋菌が把握されたときに「もしや国内ですでに広がっているのでは？」と心配されましたが、同じ抗菌薬に耐性があっても直接は関係のない別の菌であることがわかりました（それはそれで恐ろしい話）。

　残念ながら、すべての菌やウイルスで同じように情報が得られるわけではありませんが、感染対策を講じる際やその有効性を評価する際に数字に表れない遺伝子型などの裏側情報がますます重要になってきていることをぜひ知っておいていただければと思います。

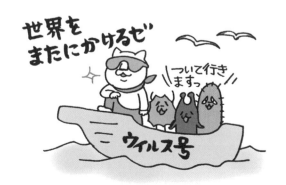

5. インバウンド（日本への渡航者）増加は性感染症にどう影響する?

「因果関係あり」とは証明できない

　ある感染症が増えるとき、私たちには「納得できるような説明がほしい！」と思う習性があります。原因不明では気持ち悪いですから。

　ここ数年の話題として、「梅毒の急増」があります。報道によって関心を持つ医療者や一般の人が増えましたので、無症状で検査を受ける人が増加したぶん、感染に気づく人が増えています。分母が増えたら分子も増えた、です。しかし、「今までよりたくさん患者さんが来ているよ」「今までほとんどみたことがないウチでも診断するようになった」という医療者も増えました。リアリティを実感するお話です。

　ちょうどその頃は、国が「訪日客をどんどん増やそう！」とさまざまな取り組みを展開した時期と重なっていたので、「インバウンドのせいなのでは？」と考える人もいます。たしかに梅毒の増加グラフと、旅行客が増えている時期が重なって見えます。この「仮説」がどれくらい本当っぽいのかは、データや病原体の情報を詳しく見ないとわかりません。それっぽく見えるだけなら「疑似相関」、検証して確かに原因っぽいとわかったら「因果関係がある」という言い方をします（よくわからない段階で、根拠なく語るとデマや風評被害、差別と言われる話題なのでご注意を）。

　最近は病原体の遺伝子情報を分析することが比較的簡単になっているので、日本にそれまでなかった菌やウイルスが広がっているか検討することも可能なのですが、2023年の時点で、「この梅毒はこの地域から来ている

よね…」といったことは、現場レベルでは把握できません。つまり因果関係ありとして説明できない、ということです。「なーんだ…」と思われるかもしれませんが、実はよくわかる病原体もあります。かつて「感染爆発！」と騒がれた HIV は、爆発はしなかったものの（よかった）、ウイルスがアジアから、北米から、アフリカからと、かなり多様なルートで入ってきていることが把握されています。検査や治療は同じなので対応に困ることはありませんが。人の移動や交流で静かに感染症は広がることを知ることのできる例です。

犯人探しマインドで出遅れないために

「そうか、性感染症もグローバルな時代か…」と呑気なことも言ってら

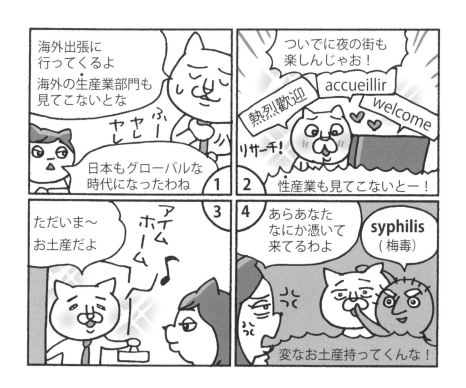

れません。「放置していたら、やっぱり広がるんじゃない？」。その通りです。まず、旅行者になったつもりで検索してみてください。性産業のサービスも多言語化・グローバル化しています。そしてインバウンド誘致の流れを止めることはできません。「やだー！ 海外から持ってこないでよ！」と被害者っぽい気分になりそうですが、日本からアジアの国への（買春を含めた）団体ツアーが盛んだった時期があり（今もありますけど）、お土産に性感染症を持ち帰って家庭内感染が起こったりしていました。「安く楽しめる」「サービスが良い」、そして何より本国での日常を離れての解放感。そこに性的な楽しみの誘惑もあるでしょう。それは、今後もなくなりません。そしてこの仕事やサービスもなくならないと思います。

　予防や治療は特に変わりません。そして課題もわかっています。短期滞在者だけでなく、中長期的に日本で暮らす人も増えますから、予防・匿名無料検査・治療情報も多言語で提供していく必要があります。日本人が日本語でも理解しづらかったり話しづらかったりする話題を、日本語がよくわからない人たちにどう伝えるのか。そして、ほかの人に感染が広がらないように、どのようにしてなるべく早く受診してもらうか。「〇〇のせいじゃないか」といった犯人探しマインドで出遅れないようにするのが皆の課題です。

6. 無敵の予防方法はある？
最適は予防ワクチン

大切なのは「見守るマインド」

　性感染症にかかりたい人はいないので（実は、かかりたい人に会ったことはあります。コラム参照）、お手軽にすべてのものを避けられたらいいのにと思います。しかし、そんな都合のよいものは現時点ではありません。だから、「なったかもしれない」と不安な人や本当にかかった人に必要なのは、まず優しく見守るマインドです。医療者や健康教育関係者はまず、建前やマナーとして大切なことを学ばなければなりません。なぜでしょうか？ それは、批判されたり馬鹿にされたり、なんなら助けを求めて訪れた医療機関で冷やかな視線を向けられるようでは、「相談や受診が遅れる」からです。

　無症状の場合も多い感染症が広がるのを避けるためには、少なくとも「もしや…」と思った人がさっさと相談・検査・治療し、ほかの人に広がらないようにするのが最強です。だから「まあ、そういうこともあるよね。頑張れ」と最初に言ってあげられること、そのマインドで見守る空気を社会に広げることです。無敵はないけれど最適はこれ。

最適のアクションは予防ワクチン

　「セックスしなければいい」はそうなのですが、例えば中学校の性教育で未来ある若者に、もうしなくなった中高年の講師が言うのは無責任じゃないでしょうか。たった45分の性教育を受けた後は「自力で頑張れ」「ネットのデマに騙されるな」では若者がお気の毒です。

　現実に行動できるアクションでの最適は予防ワクチンです。「え？ コン

ドームじゃないの？」と思う人もいるかもしれませんが、コンドームの最適行動はかなり複雑です。サイズに合ったものを買う。期限切れのものや車やポーチの中に置きっぱなしで劣化しているものは破けたりする。傷つけないように袋を開けて上手につける。最後に外して捨てるまでの行程で何もミスをしないためには練習や慣れが必要。それに比べると、ワクチンはとりあえず接種しておけば、個人の知識やスキルは関係なくなりますし、事前に準備が一つもいらなくなります。

　次の質問はこれです。「全部を予防するワクチンはできないんですか？」。作ったら打つ人、どれくらいいるでしょうか。売れるかもしれませんが、誰にいつ接種するのか。サクサク打つ人がおらず、国の方針もなければ、ナマモノを扱う製薬会社は安心して開発・製造ができません。たくさん売

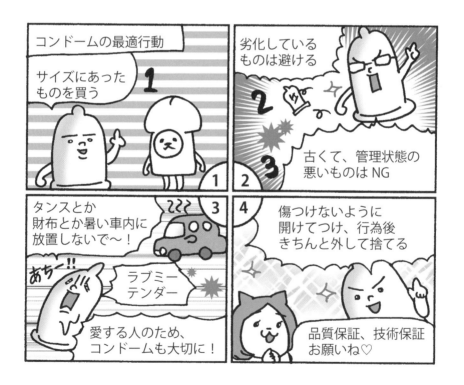

れないなら値段も上がります。さらにハードルが上がるわけです。

　それでも、性感染症を予防するワクチンはすでにいくつか開発されています。まず、性感染症を予防する世界初のワクチンはB型肝炎ウイルスのワクチンです。B型肝炎ウイルスは感染力が強いことで有名で、血液を含め体液にいるウイルスは、机の上に1滴垂らして乾いても、1週間後にまだ感染力があるくらいです。歯科にしてもお産や手術にしても手袋や感染防御グッズがなかった時代には、多くの医療者が感染しました。外科や産婦人科の医師や看護職に特定のがんが多いことは知られていました。という話を看護学生にすると、「なにそれ、怖い」「だから実習前に必須なワクチンなんですね」と理解が進みます。

　自分がセックスする相手が肝炎ウイルスのキャリアかは見た目ではわかりませんし、なんなら相手も自覚していないかもしれません。セックス後に体調不良→急性肝炎を発症して救急搬送、ということもあります。安静にして落ち着いたら退院できる人もいますが、劇症肝炎で亡くなったり、命は助かったけれど肝臓移植でこの先ずっと免疫抑制薬などが必要になる人もいます。この時点で「ワクチンがあったのを知らなかったです」と言われたりもします。「誰のせいだ？」と怒りを抱えて生き続けるのは、病気になるのと同じくらい大変なことです。

　ほかには報道が変な騒ぎ方をして接種率が下がってしまったHPVワクチンがあります。「子宮頸がんワクチン」と営業をかけ始めた結果、この呼び名が残っていますが、HPVワクチンと呼んでください。約200種類あるヒトパピローマウイルスのうち、がんになったりイボを作ったりするので感染しない方がよいタイプのものを予防するワクチンです。オーストラリア、カナダなどの先進国では女子と同じように男子にも公費で接種していますし、日本でもそれを知っている家庭では自費で息子に接種しています。「男性は子宮がないのに？」という問い合わせは最初の売り出しキャンペーンのせいなので、現場担当者として今もかなり恨んでいます。

　最後はA型肝炎ウイルスのワクチンです。これが問題になるのは、ほ

ぼ男性の同性間の性的接触です。たびたび集団感染が起こります。B型肝炎は血液・体液が粘膜や傷口から入ることが問題ですが、こちらは口からの感染、糞口感染です。つまりお尻から（便に混ざって）ウイルスがわれわれの口に入るのです。水インフラが整備されていなかったり衛生レベルの良くないところに旅行に出かけ、食べ物や氷の入った飲み物で感染する人もいるので、旅行前にワクチン接種をするのはこのためです。「セックスでなぜ？」という皆さま、肛門やその近くの性器を指で刺激したり舐めたりしませんか？（まだしたことがない方、そういうことを人類はするのだと言っておく）。ですので、思春期の男子にはお勧めしています。性的指向が男性だと気づいたり話してくれればなんだけれど…。子どもを支援する方にはぜひ覚えておいてほしい情報です。

　意外かもしれませんが、セックス前のシャワーやお風呂は感染リスクに影響します。さきほど、ウンチにいるウイルスが口から入るというえげつない話をしました。目に見えないレベルのウイルスや病原体に「無敵」になることはできなくても、まあそれくらいはできるんじゃないかと思っていただければ。

　この話を若い人たちにすると、準備体操してからセックスするみたいでロマンがないと言われます。盛り上がって勢いでベッドに倒れ込む…。ドラマや映画、漫画ではあるわね。「相手のウイルスも含めて愛しているんだ！」という選択もあります。そこはお任せします。でも、困ったら早く医療機関で相談してね。まあ、最悪のがんの予防ができるワクチンくらい打っておこうかなと思うきっかけになればいいかな。

Column

性感染症に「なりたい」人たち・「ならない」確認としてのリスク行為

　この『ねころんで読める性感染症』は、ゆるふわに、かたい教科書には書いていない現場の性感染症のあれこれを書いています。ほかの医学的な話と比べると、陽の当たらない地味な分野、裏の話のようなことも多いのですが、そこは人間のサガ（まさに性なんだけども！）、裏話のその奥の話があったりします。その一つが「性感染症になりたい」話。研修会だと「余談」ですが、受講生の関心度は高いです。

＊実際にあった複数のケースをもとに、考える点が読者の皆さんに伝わるように再構成しています。

親密さの証としての性感染症

　「性感染症になったかも？」「感染していると言われた！」と落ち込む人に診察室で出会います。残念、とにかく治療して治さなくちゃ…。確かにほとんどがそのような展開なのですが、稀に、笑顔の人がいます。そのエピソードを２つ紹介したいと思います。

　ある女性は、パートナーからクラミジアに感染しました。セックスをしているのはその男性だけです。医療者の手前、そう言う人もいるのですが、強い確信があります。

　通常このパターンだと、「ひどい！ それにしても彼は誰からうつったんだろう」という話になるのですが、何やら満足気です。その方によると、その男性はとても魅力的で、それゆえ自分以外にも恋慕う女性がたくさんいて、彼がその人たちともセックスをしていることを知っています。

　「仕方ないですね。魅力的ですから、モテるんです。でも、相手の女性が妊娠しては困るから、コンドームを使ってます」

　ほうほう…。

　「でも、私とは使わないんです」

　えっ…それって。

「ほかの女と私は違うんですよ。私は特別なんです。じかに触れ合うんです」

なるほど、では、お2人とも治療していただくことに。

「はい。一緒に治療します」

よろしくお願いします…。

やっと「私たち」と言える性感染症

　ある男性は定期的にHIV検査をしていました。それは、感染するかもしれないセックスがずっと続いていたからです。この方のパートナーはHIV陽性。日本では男性間でセックスをする人たちの間でHIVが広がったのですが、カップルのうちどちらも感染しているケース、どちらも感染していないケース、一人だけ感染しているケースがあります。この方は3つめのパターンでした。

　ある日の検査結果が陽性でした。医師やスタッフは、「ああ、ずっと感染しないでこれたのに、ついに…」と重い表情でしたが、本人は一瞬驚きの表情を見せながらも、次の瞬間ほほえみ、「これで同じになりました」と言いました。患者会などで共通の病気の話をする仲間内に自分は当事者としては入れなかった。ケア提供者の役割は2人の関係に微妙な変化をもたらしていた。でもこれでつながり直せる、との語りがありました。医療側は「失敗」「残念」な面持ち、本人は想定していたかのように「受容」。

　私たちは感染症にならない方がいいに決まっている、予防がうまくいかないから感染「してしまう」んだ、という立ち位置にいるわけですが、このような考え方・展開の中で、共に健康管理をしていく時代になったのだと学んだ事例でした。

＊2023年現在は、治療がうまくいっていてウイルスの量を低く抑えられていたら、仮にコンドームを使っていなくてもパートナーにうつる可能性は低いとの説明があります。感染していな人が抗HIV薬を予防的に飲む方法（選択肢）もあります。もちろんほかの性感染症のリスクは残るのでコンドームは継続使用した方がよいわけですが、HIVのことだけ言うなら、コンドームを使わないセックスもあり、実際に使用が難しい人たちもいるので、そこで守られる人が増える状況になっています。

性感染症「武勇伝」：モテの証、予防しない：安全の確信

　予防教育では「まずは感染症にならないように」を目指しているので、なった場合は「なってしまった」といったネガティブな受け止めをしてしまいがちですが、ある場面・コミュニティでは、性感染症になったことが魅力・モテの証として語られることがあります。予防しなくても大丈夫だ、という捉え方では決してないのですが、「意味づけ」「解釈」は無意識に、あるいは意図的に変えることができます。その方が都合がよいような場合もあれば、「そうとでも思わないとつらいから」など、さまざまな状況を考えることができます。「認知不協和」「リスク認知バイアス」と言われるような状況です。もっとも、それは心理学とか一般論レベルでの整理の話であって、実際には感染した人それぞれの経緯や考えを聞く中で（患者さんにとっては医療者に話す中で）見えてくることです。

　性感染症のリスクが高い行動をとっている人ほど、自分との関連性を低く見積もり、行動の改善につながりにくいことを考えると、予防教育をする側が熱心にリスクを強調すればするほど、逆の反応が起こるということです。

　昔、エイズ教育や啓発が盛んだった頃、コンドームの徹底使用が強調されました。そのときにも、積極的に・意図的に使わない人たちが存在しました。それは、「私たちの間にはそんなウイルスは存在しないから」という確認行為なのだと語る人たちがいて、結果として感染しているのはクラミジアや淋菌でしたが。

　予防するのが一番、ならないのが一番いいに決まっているという前提で話をしていってズレた経験談でした。

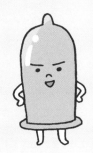

7. コンドーム疑義照会
うまい話には裏がある

　中学生からの質問で一番多いのは、「コンドームをすれば絶対大丈夫ですか？」というものです。なんて賢いんでしょう！　もし「コンドームだけでオッケーだ！」と思っていたら聞いてきませんよね。

　質問者の多くはまだセックスをしていませんが、何かを感じての質問なんですね。聞けば、「世の中、うまい話には裏があると思って」の質問とのこと。教科書や先生の語る「コンドームは性感染症の予防に有効です」という1行だけで「人生の危機管理ができるのかよ！」と確認できる人は、この先の人生で、キャッチセールスや振り込め詐欺などにも引っかからないのではないかと、そこにライフスキルの高さを見ます。このような質問が出たら、まず絶賛してください。その次に語ることは厳しい現実なんですが…。

　人生をより安全なものにするためには、コンドームだけでは足りません。コンドームは特定の感染症を予防するだけです。感染症対策で言えば「接

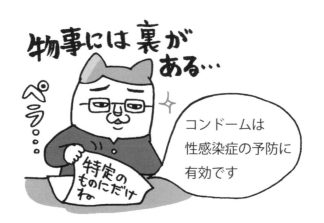

触感染予防」です。男性用コンドームの面積分しか防御できません。コンドームでは覆えない皮膚の接触が生じたり、コンドームを使う前に粘膜が接触したりすれば、そこで感染が起こります。

　「コンドームを使わずに性器を挿入して、射精の前にコンドームをつけるというＢ級な使い方（筆者はこれを「昭和の失敗」と呼んでいる）では、性感染症予防にはならんのだよ！　そして避妊も失敗するかもしれません。なぜなら射精の前から精子が出ている可能性があるからね」と説明すると、すでにセックスを開始している人たちが驚き慌てることがあります。「もっと早く教えてよ！」という怒りの視線。「じゃあ私、感染の可能性があるんですか？」という涙目。オーラルセックス（フェラチオとかクンニリングス）やアナルセックスだと膣－ペニス性交よりもコンドームを使わない人が多いので、そのことも中高生への性教育で先に伝えておかないといけないんですが。「時間がない」「フェラチオとか教室で口に出して言うのには抵抗がある」という、伝える側の大人の事情で教えてもらえない人が多いのが2023年現在です。

ここで
問題

皮膚や粘膜の接触前からコンドームを使っても、十分に予防できないのは次のどれでしょう？

●クラミジア、淋菌、HIV、梅毒、ヘルペス、コンジローマ、毛ジラミ

【答え】梅毒、ヘルペス、コンジローマ、毛ジラミ（周囲に症状があるもの）

8. 性感染症の整理と 説明の仕方
自分なりの言葉で語れるように

どの時点で何をどのような表現で伝えるか

　初心者とベテランの一番の違い。それは、ある単語を見たとき、課題を説明されたときに、それが「どれほどのインパクトがあるのか」、そして「それは今後どうなるのか」という、重みや時間・空間的な広がりを理解できるかどうかです。性感染症の勉強をする際も、人に病名を伝えるときも、「相手は自分とは違う認識かもしれない」と常に思う必要があります。

　例えば、「クラミジアの検査が陽性でした」「HIVの検査が陽性でした」というとき、それぞれの病気の名前は音声として伝わりますが、今日明日に何をする（何も変化は生じない）、これからの生活にどう影響する、といったことはすでに勉強済みの医療者と患者との間に大きなギャップがあります。予防やケアに関わる人はまずここを自分で整理して、どの時点で何をどのような表現で伝える必要があるのかを準備をしておく必要があります。自分の勉強用に資料を作るとよいでしょう。例えば……

- **クラミジア**：まあ、死ぬことはないし、良い治療薬もある。抗体検査が陽性でも、再感染を防げない。

- HIV：良い治療薬があるので、早く治療を開始すれば健康管理が可能になっている。仕事や学校の継続も可能。妊娠・出産も可能。ただし、今のところ完治はせず、受診や治療はずっと継続する必要がある。でも、その高額な治療費には公費の支援がある…（情報量多め）。

現場のコミュニケーションで必要な整理の仕方

では教科書ではなく、現場コミュニケーションに必要な整理の仕方です。

症状があるもの・ないもの

　症状があれば本人が気づいて受診するチャンスがあります。教科書では写真で紹介されるでしょう。しかし、無症状の期間が長い、軽い症状で気づきにくい、そもそも見た目には何も変化がない感染症があります。検査や治療が必要で（お金もかかる）、だけれども無症状。でも放置すると合併症や後遺症が生じたり命に関わるようなものがあり、念のために検査をする、定期的に検査をした方がよい、パートナーが変わるときには検査した方がお互い安全、といったことが理解できるようになるのが目標です。

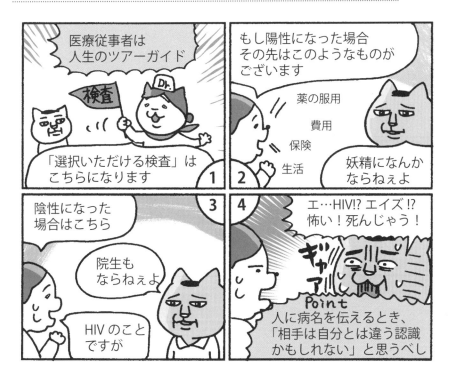

表　整理の例

症状*（男女別・共通）	よくある表現	原因となりうる病原体	検査と治療	予防・説明上の注意
潰瘍	例：痛い／痛くないおでき、何か（？）できた	・HSV（単純ヘルペスウイルス） ・梅毒トレポネーマ ・その他	スワブ検査（部位）、血液検査 抗ウイルス薬 抗菌薬	コンドーム、ワクチンの有無 治癒しない場合の生活上の注意点
直腸炎・大腸炎	例：下痢が治らない、排便のときに痛い	・淋菌 ・CT（クラミジア・トラコマティス） ・HSV ・梅毒トレポネーマ	便検査、スワブ検査、血液検査 抗ウイルス薬 抗菌薬	肛門性交は男性間だけでなく異性間でも行われるので、問診時に確認が必要。妊娠しない接触でもコンドームが必要であることを伝える。

＊一般の人は理解できないかもしれない名称のときは言い換える。

　表は表を作って勉強するときの整理の例です。通常の教科書では、まず病原体名で並べて解説が始まります。しかし、その病名を想像するため、そして病名以上の情報を理解するためには、このように並べ替えた方が理解しやすくなります。多くの人は症状から相談をしてきます。

検査や治療があるもの・ないもの

　世の中のすべての感染症の検査が可能なわけではありません。技術的には可能で研究としては行われていても、お金を払えばやってもらえる、あるいは認可・販売されていて健康保険が使える検査ではないこともあります。クリニックのように検体を採取して外部の検査機関に委託する場合、検査機関に検体を取りに来てもらって結果が送られてくるのを待つことになります。待っている間、どうすればよいのかの説明も必要です。いずれにしても私たちは、「選択できる検査」を活用しているのであって、その結果によってその先の選択肢が変わるために検査をします。「検査の結果によってはあなたにはこのような選択肢があります」「検査によってより

正確・安全に判断できます」といったことをメリットとして伝えられるのが理想です。

　現場ではお金（費用）の問題はとてもクリティカルです。保険が使えるのか（月当たりの制限もあります）、電話やメール相談でも「いくらかかるのか、いくら持っていく必要があるのか」を聞かれることが多いので、整理表に入れておくとよいでしょう。またその際に、地域の保健所がやっている無料匿名検査など、その先の相談や受診行動のとっかかりになる情報も備えておきましょう。HIV や梅毒のように症状がない時期に「治った」と誤解される感染症もあるので、相談・検査のタイミングを上手に活かしましょう。

メモ

●無料・匿名の検査：保健所の場合
・保健所の場所・行き方、検査日、受け入れ枠、予約方法
・検査の種類は保健所による。ホームページなどで確認を（HIV、HIV と梅毒、HIV・梅毒・淋菌・クラミジアなどの組み合わせで実施される）
※治療はできないので受診が必要。症状があるなら最初から医療機関の方が合理的
※保健師・医師に相談に乗ってもらえる。

●在宅検査
インターネットや電話で申し込み、検体セットが自宅や最寄りのコンビニなどに送られてくる。返送した後にオンラインあるいは文書で結果が返される。

●無料低額診療の医療機関
経済的に困窮している人、健康保険がなくて困っている人たちが無料・低額で受診できる仕組み。各自治体のホームページでリストを確認できる。金額の設定、対応範囲は医療機関が独自に決めている。

予防の選択肢

　性感染症になった人から、「予防する方法があるなら知りたかった」「感染する前の自分に戻って教えてあげたい」と言われることがあります。「学校で教わっていない」。これは本当に教えてもらえていないときと、寝て

いた、忘れた、病気としては聞いたけれど「安全に生きていく上で何をすればいいのか教えてもらえなかった」場合があります。

　学校での予防教育に関わる人、診察室で今からの最善・安全を伝える人は自分自身でまずここを整理し、どのような伝え方をすればよいのかを考えてください。ざっくりまとめると以下のようになります。

①予防ワクチンを接種しておく。
②直接の性的な接触・性行為自体をしない。延期する。
③皮膚・粘膜の接触を避ける。コンドームなどでバリアする。
④お互い検査をする。定期検査をする。
⑤感染がわかった場合は、感染しそうな期間は性的な接触・性行為を延期する。

　①では伝える・教える側の個人の無知で伝えることができなかった、うっかり忘れた、ワクチンが好きではないので伝えないでおいた、といった問題が生じています。中学校や高校で性感染症について教える際にはB型肝炎とHPVワクチンについて伝える必要がありますが、例えば2013年と2023年では伝える内容が変わっています。

　HPVワクチンは初期には2価と4価しかありませんでした。接種は3回、公費の対象は女子だけです。2023年現在、ここに9価のワクチンが選択肢として加わりました。15歳前に接種を開始すれば3回ではなく2回の接種でよく、それまでは知っている人しか接種していなかった男子も、公費になってはいませんが接種できることが明記されています。つまり、お金はかかるけれど選択肢としてある状態です。この時点で、「これは子宮頸がんを予防するので女子だけが対象です」と伝えたら不正確ですし、男子や保護者からしたら予防の選択肢を失うことになります。

　②〜⑤についても、自分なりの言葉で語れるようにノートにまとめておくとよいでしょう。

9. 性感染症のリアルを伝える
"脅して終わり" は教育ではない

予防教育での課題

食レポ番組を見ると、限られた語彙や表情で、いかにこれが美味しいのかを伝える苦労が見て取れます。食べる行為は誰にも経験があるので想像がつきますし期待もわきます。性感染症での課題は、セックスそのものを経験していない人や、病気になったことがない人に、そのリアリティを伝えることです。さらに言えば、集団教育の場合、「セックス？ 全く興味ないんですけど？」な人にも伝えなくてはいけないことです。

中学校や高校から依頼される性感染症の予防教育では、担当の教師から「言葉じゃわからないから、写真でどんなに怖いか教えて（脅して）やってください」と言われたりします。たしかに、病名を列記してプリントやスライドで見せても「だから何？」です。「テストに出るよ」と言えば名前くらい覚えるかもしれません。ビジュアルを見せるのは悪い方法ではありません。しかし多くの学校は、「あまり生々しい写真はちょっと…」とも言います（そりゃそうだ）。この話は、大いにズレていくと、なぜかウイルスの電子顕微鏡写真を見せることになったりします。「HIV はレトロウイルスの一つで…」といった解説が実際に副読本にあったりするのです。予防と全く関係がない（脱力）。

どんな画像を使うか／使ってはいけないかは法律で決まっていることではないので、「対象に合わせて工夫をしてください」（"発達段階に考慮"と言う）となっていて、「保護者や地域の理解を大切に」（誰に何を確認するのかは不明）といったゆるふわガイダンスしかありません。

なので、講師としてはとりあえず作ってみて、担当者に「こんな感じで

どうですか？」と聞いてみるのがお勧めです。パターンはこんな感じ。

①包み隠さず性器も病変も写っている症例写真を見せる

　一定の確率で気分が悪くなる人が出ますし、ショックが大きい人もいるので、中学校・高校だとやめた方がよい。

②性器はうつさず、病変だけが写っている症例写真を見せる

　医療者なら「初期かな？ 回復期かな？」とか、「あれかな？ これかな？」といった鑑別診断の興味がわくが、素人にはその意味がわからない。

③写真は生々しいから、イラストで説明する

　説明する人の満足度は上がるが、非実在画像なので、ほぼ役に立たない。

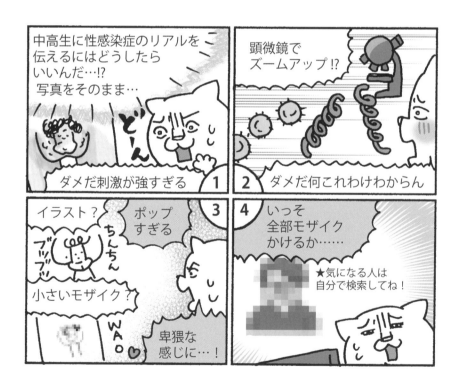

　学校から、見せない方がよさそうなところは「ぼやかしてほしい」と言われたある講師が、写真の一部にモザイクをかけました。見てはいけないものであるかのような秘密めいたスライドの話で、休み時間はもちきりになったそうです。インパクトに残る講義になったことは確実ですが、果たして予防やそのための行動につながったかは不明です。

　ということで、ここに時間を割くのはあまりお勧めしません。この問題のシンプルな解決策は、必要が生じたら「自分で画像を確認すること」。つまり、検索のキーワードを教えることです。集団教育の場合は、目の前に全く興味もないしリスクもゼロな人もいれば、「今まさにそのことで悩んでいます！」と必死な人もいます。「個別性に配慮」です。講義の中で画面を用いて見せるなら、検索の手順を教えましょう。

受診につながる"リアル"を伝える

　脅して終わりだと、教育ではありません。その後のリアルも伝えます。リスク行為があって症状を口にしたら、相談員は必ず受診に誘導します。電話やメールだけではお医者さんだってわからない。ここでのリアルの問題は、"受診"がよくわからない（普段元気な）若者もいることです。医療者にとって当たり前すぎて、つい忘れることです。「保険証がないと100％支払うことになるよ」とか、親バレするのしないのといった関心の高い話題も伝えておくと反応がよいです。

　最後に余談のような別のリアルの話。相談の中には、「これって○○でしょうか？」と画像が送られてくることがあります。典型的な教科書的な画像でも、返事にそんなことは書きません。「早く気づけてよかったですね。病院でみてもらってね。その写真も先生に見せてね」と返します。この話は医療関係者にはウケるのですが、当事者が必死に考えて悩んで受診していることを理解してほしくて話しています。なんなら、やってみてください。パンツを脱いで、明るさとか考えてスマホで上手に撮るのは難しいし、必死だし、せつなくもあります。

10. 尋ねないと語られない性感染症、尋ねても語られない性感染症

尋ねないと語られない性感染症

性感染症の診断をされる人は、大きく2パターンに分けられます。本人が最初から「そうなんじゃないか？」と心配し、疑いを持って受診する場合と、考えてもいなかった場合とです。電話で先に目的を伝え、検査できるかと聞いてくる人もいるし、なんなら、医師やスタッフの性別まで確認する人もいます。そのような人は、問診票にも細かく書きますし、経過説明表を持参していたりもします。スマホに保存した病状写真を見せてくれる人もいます。

このようなケースではスムーズに診療が進むかというと、時に難しい展開もあります。というのは、本人の確信が強すぎて、ほかの性感染症の可能性や、もっと手前、感染症以外の別の病気の可能性が検討できなくなることがあるからです。医療者側も、目の前の人の熱い思いとトークに引っ張られますので。そして、その病名が当たっていることもままあり、「やはり勘は当たっていた」とか、「前になったときと同じだからね」といった納得の時間が生まれます。しかし、実は別の病気もありました、ということもあります。クラミジアと淋菌の重複感染などですね。

本人が性感染症のリスクを考えていないパターンとしては、無症状の場合、よくある症状すぎてほかのものを考えている場合、パートナーが限定されているのでその可能性はあるまいと信じている場合、などです。性感染症のイメージには個人差があるので、突然その可能性があると言われて戸惑う人もいるでしょう。「私、そんなふうに見えます？」とお怒りの人もいます。医師がなぜ検討しているか、それはあなたのためであり、心当

たりがない人でも診断されることはあるのだということを理解してもらえたらと思うわけです。そのためにも、<u>問診票で一律に可能性の有無を尋ねることをお勧めしています</u>（問診テンプレート参照）。診察を待っている間に記入してもらうとよいでしょう。

　1カ月以内、1週間以内に次のことはありましたか？　海外旅行、性交渉、動物との接触、といったかたちです。診療で聞き忘れの多いトップ3です。

尋ねても語られない性感染症

　次に、尋ねても答えてもらえない情報があります。ここ数年、急増していると言われている梅毒を例に考えてみましょう。

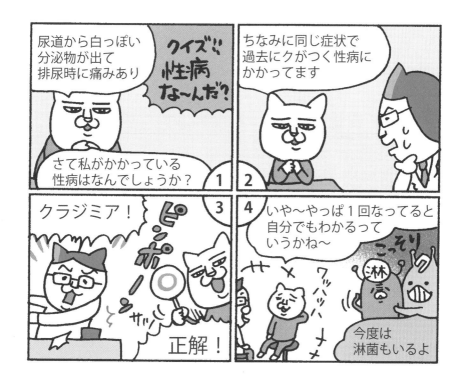

一般リスクアセスメントの中で性感染症リスクを確認するための問診テンプレート

1. 本日受診された理由
   気になる症状があればお書きください。
   （　　　　　　　　　　　　　　　　　　　　　　　　　　　　　　　　）

2. 症状についてお聞きします。
   それはいつからですか？
   （　　　　　　　　　　　　　　　　　　　　　　　　　　　　　　　　）

   原因となりそうなことはありましたか？
   （　　　　　　　　　　　　　　　　　　　　　　　　　　　　　　　　）

   これまでに受診したり、薬を飲んだり塗ったりしましたか？
   （　　　　　　　　　　　　　　　　　　　　　　　　　　　　　　　　）

3. 検査や治療を検討するために必要なことを確認します。
   ・同じような症状が、家族・パートナー・友人・職場の人などにあったら教えてください。
   　なし・あり（　　　　　　　　　　　　　　　　　　　　　　　　　　）
   ・4週間以内に海外に出かけたり、国内旅行（出張含む）をしましたか？
   　なし・あり（行き先：　　　　　　　戻った日：　　　　　　　　）
   ・4週間以内にコンドームを使わない／途中からしか使っていない性行為・性的な接触はありましたか？
   　なし・あり（一番直近はいつですか？　　　　　月　　　　日）
   　　　　　　　詳細は診察室で確認します。
   　＊追加質問（問診票あるいは診察室）
   　　　　　　性行為の相手は　男性・女性・両方
   　　　　　　複数いる場合は、予防状況・最終接触をそれぞれ確認
   　＊後で検査を推奨する対象が誰（何人）かを確認する。
   ・子どもの頃に受ける予防接種（ワクチン）は済んでいますか？
   　よくわからない・終わっている
   　詳細は診察室で確認します。

・4週間以内に動物と接触（触る・舐める・一緒に寝るなど）はありました
か？
なし・あり（　　　　　　　　　　　　　　　　　　　　　　　）

4. 過去にかかったことがある病気について教えてください。手術など入院が
必要となる病気以外にも、外来で薬が処方されたようなことがありました
ら教えてください。
＊性感染症や人工妊娠中絶の情報があればリスク継続についてフォローする。

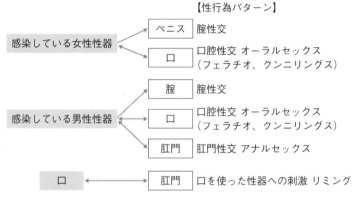

図　性的接触での感染パターン

　梅毒は診断したら保健所に届出をする全数報告の感染症です。「若い女
性の感染報告が多いのは、性産業で働く人が多いからでは？」との仮説が
ありました。そこで2019年から、梅毒発生届に過去半年以内にリスクが
あったかを尋ねる項目ができました。課題は、診察室や問診でそのことが
聞けているかです。尋ねないと記入できません。では尋ねたら、正確な回
答は得られるでしょうか？　言いたくないから言わない人もいるでしょう。
お店で働いているのではなく、SNSで顧客を得ている人は「自分は違う」
と思うかもしれません。「お金はもらっておらず、食事や物品の提供を受

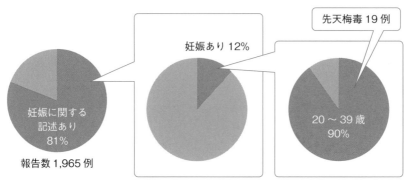

図　梅毒妊娠症例（2020 年）（文献 1 より作成）

妊娠あり 12%

妊娠に関する
記述あり
81%

報告数 1,965 例

先天梅毒 19 例

20 〜 39 歳
90%

けているだけだし」と思う人もいるでしょう。特にそれが生活のための仕事ではなく、お金が欲しくなったときにやっているだけの人は働いているとは考えないでしょう。正確な情報を得るのは難しいことがおわかりいただけると思います。

　国の現況調査からは、性産業が必ずしもリスク要因だという結果は示されませんでした（図）。梅毒の感染に気づくパターンとして、妊婦健診での検査などがあります。ここから妊娠中の性行為でパートナーから感染しているパターンが把握されています。

　尋ね忘れ、尋ねても正確な情報が得られないことがある話題として、相手の性別や人数もあります。検査を勧める相手は何人いるか、異性か同性か両方か。過去はどうか、今はどうか。尋ねる側に緊張や特別視があるとぎこちなくなると思いますので、「全員に同じ質問をしている」「情報漏れを防ぐためのヒアリングで、ほかのこととも同列に扱われている」ように感じてもらえる・見える工夫をしましょう。

〈引用・参考文献〉
1)　国立感染症研究所 感染症疫学センター. 感染症発生動向調査における梅毒妊娠症例　2019 年〜2020 年. https://www.niid.go.jp/niid/ja/syphilis-m-3/syphilis-idwrs/11068-syphilis-220407.html

先天梅毒

「昔はね、産んだ子どもを見てショックを受けた母親が、赤ちゃんを病院に置いて逃げたりしたんだよ」。これは先天梅毒の対策に取り組み始めたときに、ベテランの小児科医が教えてくれたことです。梅毒に限らず、障害がある子どもの見た目にショックを受ける親御さんたちはいたことでしょう。全例ではありませんが、中には知的障害や心疾患などのハンディを持つ子どもたちがいます。それを受け入れ、育てていく大変さは想像できます。

ベテラン小児科医に聞きました。「その子は、残された子は、その後どうなったんですか？」。先生は多くを語りませんでした。産婦人科や小児科の先生にとってもつらい事例だったことでしょう。そしてしばらくの間、私は過去の事例を調べていたのですが、「今、起こっている問題を減らすことの方が大切だ」と思い直し、時間とエネルギーをそちらに向けることにしました。その時点では「梅毒？ 過去の病気じゃないの？」と言われながらも。

妊娠している女性が性感染症になったとき、お腹の中の赤ちゃんが胎盤を通じて感染することがあります。あるいは、子宮の中では感染していなくても、産道を通って生まれてくるときに感染することがあります。後者はヒトパピローマウイルス（HPV）やヘルペスのウイルス、淋菌の感染パターンです。前者にはHIVや梅毒などがあります。

妊婦や生まれてくる子どもを感染症から守る取り組みの一つとして、妊婦は健診を定期的に受けるよう勧められます。母子手帳をもらい、健診費用の補助を受けられるチケットを受け取ります。住んでいるところによってはタクシー利用券のサービスもあったりします。それはなぜか。妊婦健診を受けてほしいからです。妊娠の初期に感染症があると気づいたら、急いで治療することで胎児への影響を防ぐことができます。

先天梅毒は遺伝的な病気ではなく、妊娠したとき・妊娠中に女性が梅毒に感染することによって胎児にも感染が起こる「母子感染」パターンの一つです。感染に気づかず治療が行われない場合、自然放置したら胎児が感染する

ことがあります。その場合には胎児の約半数は死亡、つまり死産という結果になると言われています。これは外国のデータですが、正確な数字を把握できないのは流産や死産の場合に「梅毒が原因だろうか？」と検査して確認する方法がないからです。生きている人に治療計画を立てる際に検査は必要ですが、もう死んでしまっている場合には、そのような検査は行われません。いずれにしても、感染していないかチェックし、感染がわかれば急いで治療を行う、パートナーも検査・治療を行って出産までを安全に過ごせるようにすることが目標です。しかし、それでも先天梅毒はなくなりません。なぜでしょうか。

①妊婦健診を受けない（受けられない）ため検査を受けていない
②妊婦健診を受けて検査を受けたけれど、結果の判定を間違えて治療タイミングを逃した
③妊婦健診を受けて検査で陽性とわかり治療を開始したが、完治する前に中断した・治療効果が不十分だった
④妊婦健診の検査で陰性だったが、その後に感染し、気づくことができなかった
といったパターンがあります。

　こうしたパターンでの感染が日本で起こっていることにショックを受けました。①から④まで、保健医療分野の専門職の努力が足りないのではないか、と思ったわけです。①は性教育や一般的な啓発に加えたい内容です。でも、経済的な理由、ドメスティックバイオレンス（DV）、知的障害、もう何人も産んで慣れているし健康だから、といった理由で受けない・最初の受診が遅れる人たちがいます。②③は医師の教育や研修への情報追加ができそうですが、そもそも妊娠しそうな年齢の女性が感染しないこと・今その女性たちに感染が広がっている原因の男性のところでの流行を止める努力がなければ、うまくいきそうにありません。さらに難しいのは④です。現場の産婦人科医やスタッフによると、④を防ぐためには、妊娠後期でもスクリーニング検査（広く全員に検査を行うこと）が必要ということでした。検査自体は難しく

ありませんが、広く全員にというと、大きな予算が必要です。そんなにたくさんいないのに、無駄じゃないのかと思う人もいるでしょう。実際に、そこまで大きな数ではありませんので、私もこれを推奨してはいません。それは無理だとしても、妊娠中の女性パートナーに性感染症がうつった場合の母子の健康リスクについて、そしてそれを防ぐための予防行動が重要なのだというパートナー教育を行うことには、そこまでお金もかかりませんし、動画など繰り返し見ることができる教材を皆で使えばいいのかなと思います。

でも、そんな単純な話ではありません。ほかに感染の機会があるということは、別のパートナーがいる、あるいは性産業と接点があるかもしれないという仮説の「前提」を置いて、そこから病原体を家庭内に持ち込まないようにと、いう話をするわけです。妊娠して幸せな家族像を描くフェーズには現実的すぎますし、「（建前としては）そんなことするわけないでしょう」という中で、これを実施することができるのか、です。

関わった事例の中には、婚外セックスで感染した男性が自分だけ治療し、妊娠中の妻には検査や治療の機会を与えなかった、そのため赤ちゃんが感染したケースがありました。ひどい男性だな、とそのときは思いましたが、「実は…」と切り出して説明するのには大きなハードルがあります。そうならないようにするための説明を聞いていないことで問題が起こっている事例もあります。話をする相手に嫌な顔をされるかもしれない、不愉快な話は聞きたくない、そう思う人たちが語らず、対策の手を動かさなければ、赤ちゃんの犠牲を減らすことはできません。

母子感染対策が必要なのは梅毒だけではありませんが、皆で本気で減らす取り組みはまだ実行もできていないのです。難しいかもしれません。でも、対策の選択肢がある中でそれをしていない・遅らせている専門家には責任があります。今できることをしていきましょう。

11. 誰からうつったんでしょう?
「誰かにうつしたかも!?」は予防のヒント

　インフルエンザが流行している時期には、あまりにたくさんの人が感染するので、どこで誰からうつったのかはわかりませんし、「誰からだろう?」と思い悩むこともありません。しかし、これが性感染症となると、セックスをした人からの感染と推定できますので、「誰から?」という炎上要素があります。病気は治せたとしても、2人の関係がこっぱみじんになることもあるので、診察室での説明では医師や看護師も気をつかいます。そうは言っても、カップルの場合は2人で治さないと治した後も再感染が起こりますから、「2人とも検査と治療が必要ですよ」という話になります。

　「パートナーには言いたくないです」

　「病院に連れてくるので、何か理由をつけて検査をしてくれませんか?」

　もちろん医療機関では本人の了解なく検査はできませんが、ネットで自己検査キットを購入し、夜中にパートナーの口の中に入れて唾液検査をしてみたという報告を受けたことがあります（幸い陰性でした）。

　日本では、結核など一部の感染症では接触した人に感染の可能性を伝えて検査を受けてもらう仕組みがあるのですが、性感染症には特別な制度はありません。患者さん自身からパートナーに伝えてもらうか、医師が上手に説明するので、病気の説明の同席者として連れて来てもらうなどの工夫が必要になります。

　第三者の健康に医療者がどれくらい責任を問われるのかは、放置したら重症化リスク・死亡リスクのあるHIV感染症でよく話題になります。国によっては、HIVといくつかの性感染症について、本人の意思とは関係なく、公衆衛生部門（日本でいう保健所のようなところ）から患者情報を

伏せた形で手紙や対面で伝えます。ある日突然、「あなたが過去にセック
スをした人が HIV 陽性とわかったので、検査をお勧めします。最寄りの
無料匿名検査所は○○です」といった手紙が届くのです。

　パートナーが誰だか検討がつくときと、全くわからない場合とがありま
す。最近は「伝えようにもネットでのやりとりなので、ハンドルネームと
アカウント ID しかわからない」というようなこともあります。

　「誰から？」はわかりにくいですが、「誰かにうつしたかも!?」は予防
につながる大切なヒントなので、「検査した方がいいですよ」にぜひ皆さ
んご協力ください。

メモ

　国の「性感染症に関する特定感染症予防指針」にも「パートナー（性的接触者）
に検査を勧めましょう」と書いてありますし、日本性感染症学会の「性感染症診
断・治療ガイドライン 2020」にも、パートナーの検査・治療の必要性が明記さ
れています。自信をもって支援しましょう。

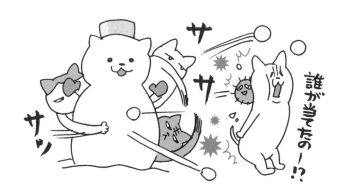

12. 緊急避妊と性感染症
そのときは思いつかない性感染症

知っておきたい緊急避妊

「モーニングアフターピル」という、「英語の文法的に、よくわからないよ？」な単語を聞いたことがありますか？ 朝の後の薬？ 正式にはemergency contraceptive pill、日本語では緊急避妊ピルと言います。避妊ができなかった、うまくいかなかった（つまりコンドームを使わなかった／使えなかった／使ってもらえなかった、使っていたけれど破けた／抜け落ちた）際に、一定の時間内に薬を飲んだり子宮内避妊具を入れたりして妊娠を回避する方法です。

この本の読者の皆さんも、年齢によって知っている人と知らない人とがいます。緊急避妊の専用の薬が日本で承認されたのは2014年だからです。ちなみに、アメリカでは1998年に承認され、2006年には18歳以上には医師の処方箋なしで、つまり薬局で購入できるようになりました。必要な情報は薬剤師が説明します。日本でも薬局で購入できるようにしてはどうかといった議論が2019年から進んでいるところです（スイッチOTCと言います。OTCはover the counterの略です）。

今どきの中学校・高校では、保健体育の副読本で複数の避妊方法について学びます。でも問題があるのです。妊娠したくないときには確実に妊娠を避ける方法を選ぶのが合理的なはずなのに、失敗リスクがほかの避妊法よりも高い男性用コンドームが日本での避妊の主流です（そして失敗率がさらに高い膣外射精を避妊と"誤解している"人たちもいます）。このため、万が一のために緊急避妊を知っておく、対応できるようにしておく必要があります。

最近はスマホで検索したりして、処方してもらえるクリニックを探したり、オンライン処方してもらったりと選択肢も増えていますが、今後、薬局で買えるようになれば、さらにアクセスは早く・良くなるでしょう…と今後に期待が持てる話です。しかし、<u>ここで性感染症の話題が抜け落ちることがよくあります。</u>

忘れられがちな性感染症対策

コンドームが使えなかった、使うタイミングを間違えた、使ったけれど破けたり抜け落ちた…。そこでは粘膜と粘膜が直接触れ合ったり、体液（精液、腟分泌液、血液）との接触が起こるわけです。「感染するかも？」な状況になっていますが、「きゃー！ 避妊に失敗！」と焦っている人たちにその余裕はありません。72 時間以内、なるべく早い方が良いという情

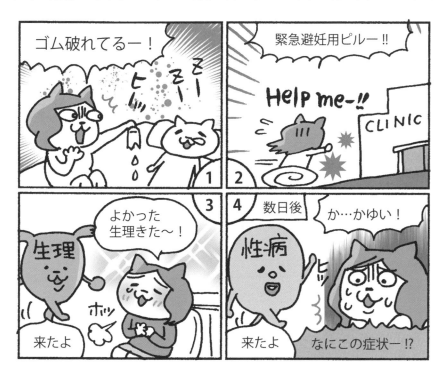

報を見て、そりゃ慌てるわけです。慌てて夜間の救急外来に来る人もいます（それはやめて翌日受診しましょう）。でも、落ち着いたら性感染症のことも考えてほしいわけです。友人がそのような状況にあったら、冷静な友達のあなたが一声かけてくれたら、助かるかも。今後、薬局で指導する薬剤師さんには、飲み方と副作用だけでなく、性感染症のリスクや検査の選択肢なども伝えてほしいなあと思っています。難しかったらパンフレットを渡すだけでもいいのです。

　同意をしていないのに性行為を強制された"性暴力被害に遭った"場合はコンドームが使われないことが多いので、緊急避妊や性感染症の検査・曝露後対応を行うことになります。性暴力被害の場合には、緊急避妊や性感染症の検査・治療のための費用の支援制度があります。警察に相談するところから始まるのですが、自分だけでなく友人を助けることができる情報なので、ぜひ知っておいてください（コラム参照）。

ショックを受けている人は「考えられない」「すぐには動けない」

　性感染症が関わるお話は、そのことだけでショックを受けたり不安を感じたりします。最初は情報がないため「そんなに問題？」と思っている人も、医師やスタッフから説明を受けて顔色が変わったり、震える・脂汗が出る・意識を失うような人もいます。同意をしていない性行為を強要された場合には、泣いたり怒るという反応だけでなく、無反応・感情の平坦化が起こったりもします。支援者には、冷静に見えるし、だから大丈夫そうにも見えてしまったりしますが、性犯罪被害に遭った際、健康リスクについての支援では急いでやらなくてはいけないことがあります。それが緊急避妊だったり、感染症の曝露後対応です。警察に相談する、医療機関に受診の相談をする、証拠となる写真や物品、検体を確保することなどが行われます。検査や治療について公費で支援する仕組みがあります。手続きが必要なため、地元の警察

にまずご相談ください。本人が冷静に判断できないときに、支援者がこの仕組みを知っていることで活用できるようになります。

【緊急避妊・性感染症の情報を提供している相談電話・LINE】
緊急避妊・避妊相談「EC・OC ヘルプデスク」
（2023 年 10 月から**「避妊のためのピル＆アフターピル相談室」**）
電話番号　03-3460-4112（ヨイヒニン）
月～金　10 時～16 時　祝日休み
相談無料（電話料のみ相談者負担）

思春期・FP 相談 LINE
LINE ID　@183xqhfs　アカウント名「JFPA 思春期・FP 相談 LINE」
https://www.jfpa-clinic.org/

【各地の性犯罪・性暴力被害者のためのワンストップ支援センター】
　性犯罪・性暴力被害者に対し、被害直後から
・医師による心身の治療
・相談・カウンセリングなどの心理的支援
・捜査関連の支援
・法的支援
などの総合的な支援を可能な限り一カ所で提供する（当該支援を行っている関係機関・団体につなぐことを含む）ことにより、被害者の心身の負担を軽減し、その健康の回復を図るとともに、被害の潜在化を防止することなどを目的として設置されています。
＊「性犯罪・性暴力被害者支援交付金」（国が 1/2 を補助）で、被害者の受診・検査治療に必要な費用を公費で支援する仕組みがあります（警察庁 HP より）。

内閣府 男女共同参画局 性犯罪・性暴力被害者のためのワンストップ支援センター
携帯電話、NTT アナログの固定電話からは、＃8891（はやくワンストップ）
https://www.gender.go.jp/policy/no_violence/seibouryoku/consult.html

13. 性感染症と都市伝説
ガクブル案件はあなどれない

　セックスに関する都市伝説は山のようにありますが、感染症のように健康や命に関わるものについては、「これは都市伝説なのだよ！」とカウンター情報を発信していくことが必要だと感じています。「そんなの信じるヤツおるんか！」と笑っているうちに拡散されたり、応用バージョンが作られたりすることがあるので、ねころびながら、ガクブル案件として学んでいただければと思います。

人にうつすと治る

　「人に風邪をうつしたら、自分は治った」と言う人がいます。そもそも風邪のような症状を起こすウイルス感染の症状は2〜3日で良くなりますし、そばにいた人が感染して発症するタイミングと重なるだけなのですが、運動会のリレーのバトンのように「ほかの人に渡した」というイメージを持っています。意図的にほかの人を感染リスクにさらすことがあるので、「100％フェイク」と伝えましょう。

処女とセックスをすると治る

　アフリカのある地域には、HIV に感染している男性が処女とセックスをすると治ると信じている人たちがいます。古代から複数の地域で、処女性には自然災害を防いだり鎮めたりする神秘的な力があるかのように尊ばれていましたが、この迷信によって感染させられてしまう人たちがいます。「お清め」的なものが好きな人には親和性が高いので要注意。

性器に消毒液

「どうしても風俗に行きたいが病気が怖い」人から、「女性の性器を消毒したい」という相談を受けました。どんな方法なのか尋ねると、うがい液を（お醤油のように）ふりかける方法とのことでした。そして、直後に自分の性器にもかけるつもり、と。このような相談では、安全なのか、効果があるのかの軸で整理します。実験しなくても、すでにある薬剤情報や健康リスク情報から「あぶないよ」。そして感染するかしないかは確認されていないので「効果は不明」。ということで、却下案件。

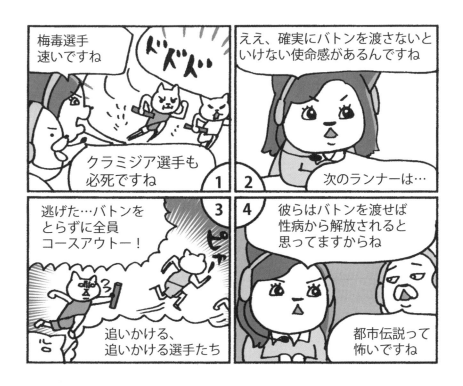

熱いお風呂でウイルス死滅？

インターネットなどで調べると、「病原体は○℃で死滅」という記載があります。これを期待して、高温のお風呂に入った人がいました。実験で直接、その温度でウイルスが死ぬのかを調べるのと、人間の体内（血液の中）でどうなるのかは別の話ですが、なんとか病気を治したい人が藁にもすがる思いで試した涙々の案件でした。温度表記の際には注意書きが必要かもしれません。

アルコール消毒？

「血中のアルコール濃度が上がっていれば感染しにくい」と考える人たちがいます。実際には、アルコールを摂取しての性行為では、感染予防や避妊などの行動がとりにくくなることがわかっていますし、酔っていなければしなかった相手とも、勢いでしてしまったという逆効果も。「そんな宴会ジョークみたいなこと言って！」と思うけれど、当事者にとっては切実なんだ、というお話。

メモ

正しい情報（強者の視点）よりも、しくじり体験（失敗から学ぶ）の方が避難行動につながりやすいので、こうした情報はバカにできません。

14. 性産業との距離感
遠い異世界の問題にしないために

性産業とセクシュアルネットワーク

　「性感染症はどこで起こっている問題ですか？」と医学生や看護学生に質問すると、「え？ ベッドの中ですか？」「いや、パンツの中だ」「○○（地名）だ」とさまざまな答えが返ってきます。「誰にリスクが生じていると思いますか？」と聞くと、「セックスをする人なら誰でもです」。そりゃそうです。しかし、頻度や確率で考えると、年に１回しかセックスしない人と毎日する人、相手が１人の人と複数の人とではだいぶ違います。自分には固定の１人でも、その相手に複数のパートナーがいれば、そのセクシュアルネットワークに自分も置かれていることになります（図）。

　性産業は古代からあるビジネスで、「うちの地域にはないんですよ」と言う人もいますが、実際にはそんなことはありません。このビジネスは取り締まれば地下にもぐり、働く人や顧客が守られなくなります。ですので国によっては正式に認められ、健康管理がされています。

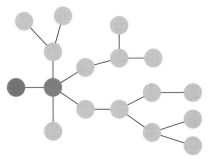

図　セクシュアルネットワーク

「産業」「ビジネス」と一言で言っても、サービスの種類だけでもかなり幅広いので、性感染症の相談の際には、「具体的にどんな行為があったのか？」を尋ねることになります。そしてこの話をするためにはまず、性産業で働いた／働いている事実、それを利用した／している事実を確認します。実際には「言いたくない」から言わないケースや、そもそも「自分はそれに該当しない」と思っている場合があります。診察室での上手な会話は第2章で勉強を。

　診察室にたどり着いてくれれば、検査や治療へとつなげることができます。では、予防はどうしたらいいのでしょう？　性産業には企業などで組織的に運営されているものだけでなく、SNSを使った個人ビジネスもあります。後者ではリスク行為は同じでも、「プロとして働いている／雇用されている」人と比べると、「お金に困ったときにちょっとやるだけ」なので、自分を性産業従事者・セックスワーカーとは思っていないこともあります。仕組みとしての定期検査もないし、休業補償もありません。多少症状があってもお金のためにアポイントを死守して強行する人もいます（暗闇なら、このブツブツも気づかれないだろう…とか）。知識と言えば、中学校や高校でちょっと聞いたくらい。あとは「体験学習」。「クラミジア？ 1回薬を飲んでOKだったよ。そんなに心配いる？」と武勇伝的になっていくこともあるのです。「別に怖くない」「効率よく稼げるなら、本業でなくても、時々サイドビジネスでやってみようかな」という人も当然います。「単価の高いバイトを1回したら、ほかの仕事なんかできませんし」と。確かにそうかもしれません。

自分の中にあるイメージと向き合う

　以前、高校生の進路相談で、「キャバ嬢になりたいのですが、それはいけないことですか？」という質問がありました。キャバ嬢とはキャバクラで働く女性のことで、男性顧客へのサービスに従事します。そこで性的な行為が行われるという意味ではないですが、その先につながっていく入り

口になることもあります。「なぜ目指しているの？」と聞いたら、「将来の夢があって、そのためにはお金が必要だけど、家庭にはそんな余裕はないから、自分で頑張るしかない。私は見た目にすぐれ（確かにかわいい）、話も上手で、セックスだって相手の人に喜んでもらえているし、どちらかと言うといろんな人とするのは楽しいし好き。若くて稼ぎ時だからこそ勝負をかけたいのだ」と。性感染症の話を聞いた上での相談で、「自分で予防を頑張るし、ワクチンも打つし、検査もする。なんなら相手にも検査をさせる」と言います。

　ここまで聞いて、医療者である自分にできることは、予防についての情報を伝えた後は、困ったときに相談に乗れる窓口になることではないかと思えてきました。フラットに職業や仕事内容を伝えることができ、リスク

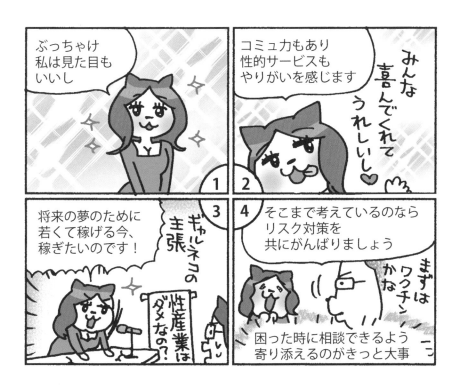

を一緒に考えてもらえ、困ったら助けてもらえるところがあると知ってもらうことが大事です。専従ではなく兼業、スポット勤務（必要があるときだけ働く）の人もいるのです。

　性産業を遠い異世界の問題にしないためには、教育の語りの中で性産業を否定的に話したり、差別・偏見めいた表現を避ける必要があります。リスクがある人こそ早く相談窓口や医療にアクセスする意味があるのです。そして、そこで怒られたり裁かれたりしないんだよと安全を保証することが大切です。距離をつくるのはこちら側です。目の前の人と、その後ろ（先？）にいる人のために、自分が性産業、そこで働く人や顧客にどのようなイメージを持っているのかを考えておきたいものです。

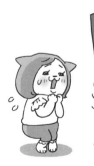
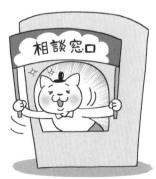

15. 性感染症とLGBとT、Qほか
まずは固有の健康課題や対処法から

　学校で集団を対象に性感染症の予防の話をするときに忘れてはいけない
ことがあります。それは目の前にいる人たちの中には、異性が好き、同性
が好き、あるいはどちらも恋愛や性の対象、そもそもリアルな人間との恋
愛や性に関心がない人たちが混在しているということです。

　人生の中で性感染症の予防の話を聞く機会はほとんどありませんので、
「この限られた45分で人生の安全のためのことを伝えたい」と思うわけで
すが、話はどうしても異性間の話題が中心になります。

　情報が伝わらないことも問題ですが、その人たちの存在を肯定的に伝え、
ケアをされていると伝わることが重要になります。数としては少数かもし
れませんが、固有の健康課題があることや対処法を学べるよう支援してい
きたいです。

　感染予防で重要なコンドームは、避妊のためだと思われると同性間では
使われないので、「妊娠は起こらない男性の間でも必要です」と付け加え
ます。このことを実感したエピソードがあります。HIV陽性がわかって
受診した患者は男性とも女性ともセックスをする、バイセクシュアルでし
た。このときに、「女性とは必ずコンドームを使っていました。妊娠させ
たらいけませんし」と語っていました。しかし、男性間では使っていない
ので検査を勧める人のリストはほぼ男性になりました。

　性感染症予防のワクチンではHPVワクチンとB型肝炎ウイルスのワク
チンの説明をします。ここで「子宮頸がんのワクチンです」と言わないこ
とが大切です。男性もワクチンを接種できますので。また、男性間では
A型肝炎の集団発生がたびたび報告されるので、女性には勧めていない
A型肝炎ワクチンのことにも触れるようにします。あまり細かい話はそ

こではできないので、ワクチン接種をする医療機関で相談してください、と伝えます。

A型肝炎ウイルスと同じパターンでうつるものにアメーバ赤痢、細菌性赤痢、ジアルジア、ノロウイルスなどがあります。これは「糞口」感染と言って、肛門から出ているウイルスが、口の中に入るのが感染経路です。つまり肛門を舐めたり、肛門周囲を刺激した指を舐めたりすることでうつります。それだけなら異性間でも起こりそうですが、それはとても稀です。

女性同性間でよくある誤解は、ペニスの挿入がないから子宮頸がん検診は不要、です。HPVは手指や物品（性行為の際に使うグッズ）を介しても感染します。ですので、定期的な健康診断の話をする際には、「恋愛の対象が同性であっても受けてくださいね」とお話ししています。

このような話を、恋愛や性の対象が異性であるマジョリティも一緒に聞く中で、性の多様性も伝わるのではないかと期待しています。

偏見・差別の中には「特別視」も含まれます。批判や誹謗中傷は性の話以前にダメなのですが、「少数者」「当事者」というフィルターで自分たちとは違うことを強調したり、理解や支援が必要な人と不用意に表現することは、壁をつくりますし、特別視という偏見につながります。

健康支援に必要なときは適切に尋ね、それ以外のところでは違いを強調しないようにしましょう。

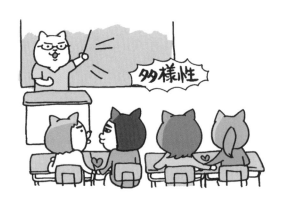

第2章

性感染症になると
どうなる?

1. 総論 性感染症の症状
性感染症で症状が出るのは性器のみにあらず！

主に性器に異常が出る性感染症

　当たり前の話ですが、性感染症は通常、性器を介して広がっていきますので、性器に症状が出ます（表 1）。男性だと陰茎や陰嚢、女性だと大陰唇や小陰唇、腟内に病変ができることが多いのですが、外観に異常がなくても、排尿時痛や尿道・腟からの異常な分泌物で気づくこともあります。

　尿道炎は代表的な症状で、主に淋菌とクラミジアによって引き起こされます。近年は *Mycoplasma genitalium* という細菌も尿道炎を起こすことがわかってきており、診断に必要な遺伝子検査も 2022 年 6 月に保険収載されました。尿道炎の多くは膀胱炎のような排尿痛や残尿感をきたします。通常、男性では膀胱炎を起こすことは稀ですので、男性が膀胱炎症状で来院したら、もうそれは性感染症による尿道炎を疑う所見です。逆に女性では、性感染症以外の膀胱炎も多いので、医療者側がいつもの膀胱炎と判断してしまうと、性感染症を見逃してしまうかもしれません。

表 1　主な性器症状とその性感染症病名

	自覚症状	性感染症病名
尿道炎	排尿時痛、陰部の掻痒感、頻尿、残尿感、異常な尿道分泌物、腟分泌物	淋菌感染症、性器クラミジア、HIV、性器ヘルペス、梅毒
子宮頸管炎	帯下増加、性交時痛、性交時出血、不正出血	
陰部潰瘍	潰瘍部の痛み。水疱を形成することが多い。	性器ヘルペス
	無症状	梅毒
陰部の隆起性病変	無症状〜違和感、痒み、痛みなど。	尖圭コンジローマ

　さらに女性では、子宮頸管炎も併発していることが多いのですが、男性と比べて症状が軽すぎて気づかない人も多く、帯下の増加、性交時の痛みや出血で初めて気づくこともあります（セックス中に「痛い！　このヘタクソ！」と思ったら、実はその痛みが性感染症によるものだった、なんて話も…）。日本でも過去には、性交経験のある無症状の10代女子の性器クラミジアPCR陽性率が10％だったとの報告もあり、世の中には自分が感染していることに気づいていない人が一定数存在するのです[1]。ただし、無症状であっても他者への感染性は有しますので、無症状の人を見つけ、治療することが非常に重要です。米国予防医学専門委員会（United States Preventive Services Taskforce；USPSTF）は、性的活動期にある24歳以下の女性および25歳以上で感染リスクがある女性には、たとえ無症状であっても、淋菌感染症と性器クラミジアのスクリーニングを行うことを推奨しています[2]。

　尿道炎や子宮頸管炎とは違い、皮膚に病変を作るタイプの性感染症もあります。代表的なものに、潰瘍性病変を作る梅毒と性器ヘルペスがあります。梅毒は未治療では1期 → 2期 → 3期と進行していく病気ですが、陰部潰瘍は主に1期梅毒で見られる初期症状です。一般に、梅毒の潰瘍は無痛性でヘルペスの潰瘍は有痛性と言われますが、痛みを伴う1期梅毒や、逆に痛くない性器ヘルペスなど（特に再発例で症状が軽すぎる場合）もありますので、痛みの有無だけで両者を完全に鑑別することは困難です。

　ほかにも、男性の陰茎や女性の大陰唇・小陰唇・腟内に乳頭状の隆起性病変を作る尖圭コンジローマがあります。尖圭コンジローマは、ヒトパピローマウイルス（Human papilloma virus；HPV）による感染症ですが、多くの型に分かれており、型によって臨床症状が異なります。例えば、尖圭コンジローマは主に6型や11型が原因となり、ほかの型、特に16型や18型、31型などは子宮頸がんの原因であることが知られています。こすれることで出血する場合もありますが、症状は無症状から軽度の痛みや痒みなどさまざまです。

いずれにせよ、陰部に潰瘍やブツブツができたらすぐに医療機関にかかってほしいところですが、普段あまり見ない陰茎の裏や小陰唇・腟内などに病変ができると、自分で気づくことはなかなか難しいかもしれません…。

主に性器外に異常が出る性感染症

　以上のように、頻度の高い淋菌やクラミジアによる性感染症では主に性器に異常が出ますが、中には性器外に異常が出るものもあります（性感染症＝性器症状とは限らないのです！）（表2）。代表的なものとしては、HIV感染症やB型肝炎、梅毒（2期・3期）などです（C型肝炎は男女間の性行為での感染は稀です）。その他、エボラウイルスやジカウイルスも性行為で感染しますが、性器に症状は出ません。

　ちなみに、新型コロナウイルスも精液中に排泄されるとの報告があります[3]。ただし腟内には新型コロナウイルスが体内に入るために必要なACE2レセプターが発現していないそうなので、性感染症として心配する必要はなさそうです（というか、感染中にセックスをしたら、普通に飛沫で感染しそうなものですが…）。いや、むしろ、新型コロナウイルス感染後には勃起不全のリスクが5倍に増加する、という報告の方が深刻な問題かもしれません[4]。

表2　主な性器外症状

	発熱	咽頭痛	リンパ節腫大	皮疹	口腔内潰瘍	関節痛	下痢
急性 HIV 感染症	◯	◯	◯	◯	◯	◯	◯
梅毒	△	◯	◯	◯	◯	△	◯
淋菌感染症	△	◯	×	△	×	△	◯
性器クラミジア	△	◯	×	×	×	×	◯
性器ヘルペス	△	◯	×	×	◯	×	◯
B 型肝炎	◯	×	×	△	×	△	×

◯：よくある主訴、△：主訴になりうる、×：まず見られない　　　　　　　　　　（文献5より転載）

　さて、話が若干それましたが、主な性器外症状をまとめた表2を見ると、特に梅毒と急性 HIV 感染症が、発熱、咽頭痛、皮疹、リンパ節腫脹など、とにかく何でもありだということがわかると思います。それ以外でも、「淋菌やクラミジアに感染した性器」と「咽頭」との接触があれば咽頭症状が、「直腸・肛門との接触」があれば直腸炎や肛門病変が起こりえます。性器ヘルペスは性器の潰瘍と鼠径部のリンパ節腫脹が典型的ですが、ヘルペス咽頭炎を起こした場合は頸部のリンパ節腫脹が見られることがあります。とにかく、病原体を含んだ体液がくっつけば、そこで何らかの症状を引き起こす可能性があるということです。

　さらに、肛門から口への経路が存在すると、腸管内に存在する病原体による感染症が起こることもあります。代表的な疾患として A 型肝炎、赤

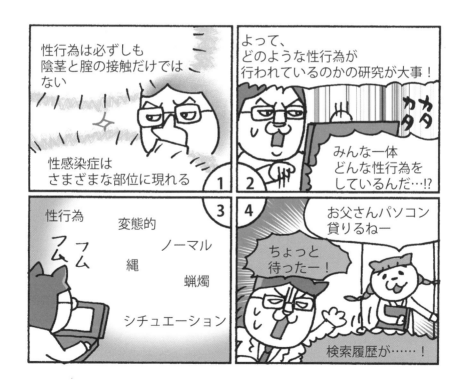

痢アメーバ症などがあります。これらは直接的な性器同士の接触で感染するわけではありませんが、時に肛門 → 口へと病原体が移動するような行為が実際に性行為として行われるので、性感染症として分類されています。細菌によっては細菌数 100 個程度の経口摂取でも感染が成立するものもあるので、便を直接、経口摂取していなくても、洗浄が不十分な状態でいろんなところを舐めれば、不意に腸管由来の微生物を経口摂取してしまうかもしれません！

　性行為は必ずしも陰茎と腟との接触だけではありませんので、性感染症は性器のみに症状が出ると思い込んでいると、これらの症状をきたした患者さんたちを見逃すことになります。よって、私たちは世の中でどのような性行為が行われているのかを真摯に学んでおく必要があるのです。

世の中で行われている性行為の一部

1. 陰茎 × 腟

　おそらく大多数の人が想像する性行為の型ですね。体液と皮膚・粘膜が直接触れ合うことによって、感染が成立します。

2. 口 × 陰茎

　いわゆるオーラルセックス（oral sex）またはフェラチオ（fellatio）と呼ばれる性行為で、陰茎を介して相手の咽頭粘膜や口腔粘膜に感染し、咽頭炎や口腔内潰瘍などを呈します。

3. 口 × 腟

　いわゆるクンニリングス（cunnilingus）と呼ばれるもので、主に男性から女性に対して行われる性行為の一つです。女性同士の性交渉ではよく見られる行為です。腟分泌液に病原体が含まれていれば、クンニリングスしている側の咽頭粘膜や口腔粘膜に感染し、咽頭炎や口腔内潰瘍などを呈します。感染頻度は口×陰茎よりも低いとされています。

4. 陰茎 × 肛門

　いわゆるアナルセックス（anal sex）と呼ばれる性行為です。挿入され

た側の直腸から挿入した側の陰茎、またはその逆の経路でも感染が成立します。直腸炎の主な自覚症状としては、下痢や血便、テネスムス、排便時痛、性交時の肛門痛などです。主に男性同士のセックスで行われる性行為ですが、男性×女性の間でも行われることがあります。また尿道炎だけでなく、前立腺炎を起こすリスクもあります。

5. 口×肛門

いわゆるリミング（rimming）と呼ばれる性行為であり、直腸内の病原体を経口摂取することでリミングしている側に感染が成立します。病原体としては赤痢アメーバが有名ですが、その他、腸管出血性大腸菌、キャンピロバクター、サルモネラ、エルシニアなど、食中毒で見られるような病原体に感染するリスクもあります。A型肝炎やE型肝炎など、糞便内にウイルスが排泄されるたぐいの感染症に罹患するリスクもあります。ちなみに、肛門に挿入された陰茎の洗浄が不十分なまま口腔内に挿入されれば、それは口 ↔ 陰茎の経路だけではなく肛門 ↔ 口の経路にもなります。

性感染症は全くの無症状もありえる

以上のように、性感染症はさまざまな症状を呈することがありますが、中には自覚症状が軽い、もしくは全く無症状なものもあります。

例えばHIVに感染すると、約2〜4週間後に急性レトロウイルス症候群と呼ばれる状態を発症することもありますが、全く無症状のまま何年も経過し、エイズと呼ばれる状態になって初めて自覚症状が出現することがあります。また、前述した性器クラミジアだけでなく淋菌感染症や性器ヘルペスでも無症状のことがあります。

これら無症状で感染した状態を無症候性感染と言いますが、この状態でも他者への感染力を持つため、性感染症は知らない間に人から人へと広がっていくのです。さらに、性感染症では複数の病原体が同時に感染しうることもあるため（淋菌＋クラミジアなど）、1つの性感染症を診断したら必ずほかの性感染症もスクリーニングすることが推奨されています（表

表3 1つの性感染症を診断した際に推奨される主な検査

疾患名	検査
淋菌感染症	核酸増幅検査、培養
性器クラミジア	核酸増幅検査
B型肝炎	HBs抗原、HBs抗体
HIV感染症	HIVスクリーニング検査
梅毒	RPR、TP検査

3）。1つの性感染症を診断して安心していると、重複感染していたほかの性感染症を見逃して、患者さんの状態が悪化したり、さらなる感染拡大を招いたりしてしまうかもしれません。

　なお、地域の保健所で匿名・無料で検査してもらえる性感染症があるので、もし患者さんが病院での検査を希望されない場合でも、その点について情報提供するようにしましょう。

〈引用・参考文献〉
1）　白井千香ほか. 性感染症対策：若年者へのアプローチと医療アクセスの課題. https://www.mhlw.go.jp/stf/shingi/2r9852000001dh87-att/2r9852000001dhip.pdf
2）　United States Preventive Services Taskforce. Final Recommendation Statement. Chlamydia and Gonorrhea: Screening. https://www.uspreventiveservicestaskforce.org/uspstf/recommendation/chlamydia-and-gonorrhea-screening
3）　Li D, et al. Clinical characteristics and results of semen tests among men with coronavirus disease 2019. JAMA Netw Open. 2020;3(5):e208292.
4）　Sansone A, et al. "Mask up to keep it up": Preliminary evidence of the association between erectile dysfunction and COVID-19. Andrology. 2021;9(4):1053-9.
5）　谷崎隆太郎. "いつ性交渉歴を聴取すべきか？". ジェネラリストのための性感染症診療. 東京, 文光堂, 2018, 19-20.
6）　Tan M, et al. Fellatio by fruit bats prolongs copulation time. PLoS One. 2009;4(10):e7595.
7）　Sugita N. Homosexual Fellatio: Erect penis licking between male bonin flying foxes pteropus pselaphon. PLoS One. 2016;11(11):e0166024.

人間以外の動物もオーラルセックスをするのか!?

　結論から言うと、します。動物にとっての性行為は本来、子孫を残すための行為であり、子孫繁栄につながらないオーラルセックスをする必要がないと考えられるかもしれません。ところが、オオコウモリの交尾ではオーラルセックスが観察され、交尾中にメスがオスの陰茎を舐めた場合には有意に交尾の持続時間が長かったと報告されています[6]。また、その他の動物たちでも緊張をほぐすためにオス同士のオーラルセックスを行うこともあるそうで[7]、動物界における性行為の多様性には驚かされるばかりです。いや、むしろ人間界がやっと追いついてきているのかもしれません。

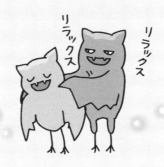

2. 各論① 梅毒
年単位で体内に潜伏する "偉大な模倣者"

はじめに

　梅毒は *Treponema pallidum* による感染症で、主に性行為を介して皮膚や粘膜の小さな傷から菌体が侵入し、血行性に全身へ散布されることでさまざまな症状を引き起こします。梅毒の患者数は 1948 年以降大きく減少していましたが、2010 年以降は増加傾向に転じており、さらにここ数年の年間報告数は、2010 年の 621 人から 2019 年には 6,642 人（約 10 倍！）にまで爆増しています[1]。2021 年はさらに増加し、7,978 件にのぼります。

　年代別で見ると、女性は 20〜30 代、男性は 20〜40 代で患者数が多いのですが、男女ともに 60 歳以上でも報告例があります。「まあ、この歳でセックスはないっしょ」などと自分の価値観のみで判断すると、高齢の（または 10 代の）性感染症患者さんを見逃してしまうかもしれません。梅毒増加は、当然ながら人と人との接触が増えたことによります。その理由には、いろんな要因が複合的に関与していると思われますが、近頃のマッチングアプリの発達によって、以前なら接することのなかった相手との接触が増えたことも大きな理由の一つと考えられます。気軽に新たなパートナーと出会えるのは良いのですが、性交渉のパートナー数が増えれば増えるほど、当然ながら性感染症リスクは増大します。また、梅毒は陰部皮膚の小さな傷からでも体内に侵入してきますので、コンドームでも感染を完全に防ぐことはできません（誤解を招くといけないので補足すると、100％防げるわけではないですが、0％というわけではなく、一定の予防効果はあります）。一方で、淋菌やクラミジア、HIV は正しくコンドームを使用することで極めて高い予防効果が期待できます。

　また、上記の理由だけでなく、梅毒が全数報告疾患であることが今一度、医師に啓発され、これまで報告されなかったケースが報告されるようになったこと、臨床医が梅毒の多様な症状を認識できるようになり診断される数が増えたことなども報告数の増加に大きく寄与している可能性があります（とある性感染症のホットスポットでは、近年の流行で梅毒が注目されて初めて「え？ あんなにしょっちゅう見かけるけど、実は梅毒って全数報告だったの!?」と気づいたドクターがいたとかいないとか…）。

　あと、流行の原因が「若者の性活動の活発化」といった謎のパワーワードで説明されることもありますが、現代で行われる性行為のほとんどはすでに江戸時代でも行われているものばかりです[2]。おそらくは、性についての正しい教育を受ける機会がないまま育った人たちが、SNSやマッチ

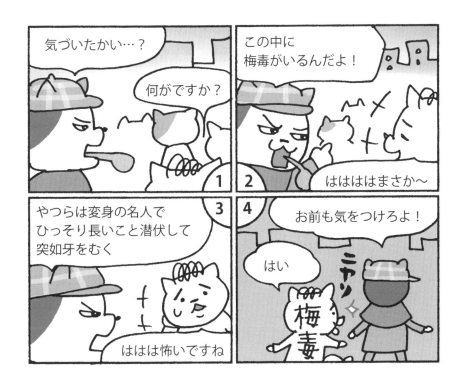

ングアプリなどで気軽に出会いやすくなったことが大きな原因ではないか
と個人的には思っています。

　さて、梅毒はさまざまな臨床像を呈すること、時間経過によってもその
表情を変えることから、"The great imitator（偉大な模倣者）"の異名を
持ち（要は、モノマネの天才）、"He who knows syphilis knows medicine"、
すなわち「梅毒がわかっている奴は医学がわかっている」とまで言わしめ
る、一筋縄ではいかない感染症なのです。「え？ そんな症状で梅毒⁉」み
たいな状況も多々あるので、臨床医学的には、非常に興味深い疾患でもあ
ります。とは言え、患者と臨床医を非常に悩ませるいやらしいヤツである
ことは間違いないので、以下、そのいやらしさについて見ていきましょう。

梅毒の臨床経過（図1）[3]

1期梅毒

　梅毒では感染してから約2〜6週間後に1期梅毒を発症します。主な症
状は陰部潰瘍ですが、基本的には無症状なので、小陰唇の内側や陰茎の裏
側など、普段あまり見ない場所に病変が生じた際には本人も感染に気づい
ていないことがあります（図2）（逆に、梅毒の早期発見のためには、自
分の陰部を毎日しっかり観察しましょう！とも言えます）。

　ところが、たとえ無症状であっても、皮膚に病変がある状態で性交渉を
すれば当然ながら誰かにうつしてしまいます。また、オーラルセックスに
より口腔内や咽頭に感染すれば、そこに1期梅毒の病変を作ることもあり
ます。口腔内病変は円形の粘膜病変が典型的ですが、痛みがないため本人
も自覚していないことが多いです（図3）。

　このように梅毒は、1期の時点ですでにいやらしい性質を惜しげもなく
披露してくることがわかります。

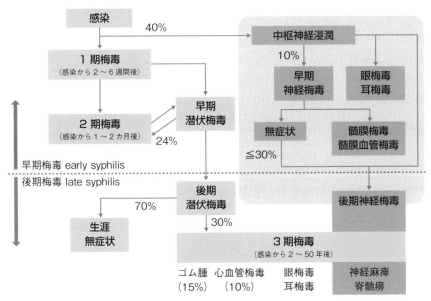

図1 梅毒の臨床経過（文献3より改変）

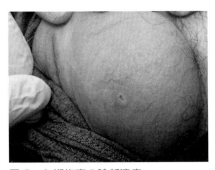

図2 1期梅毒の陰部潰瘍

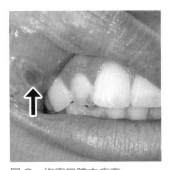

図3 梅毒口腔内病変

2期梅毒

　1期梅毒が未治療のままでも、しばらくすると症状はいったん自然に消失します。ただし、症状が消えたからといって安心して未治療のままでい

ると、感染から約1～2カ月後くらいの時期に2期梅毒を発症します。2期梅毒の代表的な症状は皮疹で、皮疹の特徴は大小さまざまな紅斑、丘疹、膿疱など多様で、しかもこれらが混在します。痛みはなく、掻痒感も約40％程度で[4]、皮疹が派手でも症状が軽度であることがほとんどです。ただ、梅毒は何でもありなので、痛みを伴う皮疹[5]、尋常性乾癬にしか見えない皮疹[6]、悪性腫瘍にしか見えない皮膚所見[7]なども呈してきます（興味ある人は文献を確認してみてください）。皮膚症状なので皮膚科に行き、また上記のようにほかの皮膚科疾患のように見える皮疹を呈するがために、2期梅毒の発見が遅れることもしばしばあります。

　また、2期梅毒は全身に *T. pallidum* が播種されるので、髄膜炎、肺結節、消化管病変、肝炎、脊髄炎、骨髄炎、関節炎などほぼすべての臓器症状を呈する可能性があります。内視鏡検査で「胃潰瘍かな」と思ったら胃梅毒だったなんていう報告も枚挙にいとまがなく、ホント2期梅毒は何でもアリなのです。この時期になると梅毒のいやらしさがさらに際立ちます。

潜伏梅毒

　梅毒の持つ性質の中でも特にユニークなものの一つに、年単位で体内に潜伏できる点があります。すでに述べた通り、1期梅毒が未治療のまま経過すると、一定の割合で2期梅毒に進展しますが、一部はそのまま症状が出ずに潜伏梅毒となる場合があります。潜伏梅毒は、感染から1年以内の

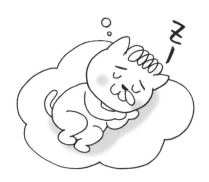

「早期潜伏梅毒」とそれ以降の「後期潜伏梅毒」に分かれますが、正確な感染時期がわからないことも多いので、「感染時期不明の潜伏梅毒」とされることが多いです。

潜伏梅毒の時期は原則として無症状で、他者への感染性もありません。例外的に、早期潜伏梅毒の初期では他者に感染させる可能性があります[8]。そんな潜伏梅毒に対して、「基本的に無症状で他者へも感染させないのであれば、放っておいてもよいのでは？」と思うかもしれませんが、早期潜伏梅毒であれば4人に1人程度は2期梅毒へ移行しうること、年単位で放置しておくと3期梅毒へ移行する可能性があることなどから、基本的には見つけたら治療する方がメリットは大きいと考えられます。

この時期の梅毒は臨床症状が全くないので、「たまたま梅毒の検査をしたら陽性だった」か「梅毒に感染したかもしれないので念のため検査したら陽性だった」といった状況でしか遭遇しません。いずれにせよ、全くの無症状で潜伏して油断させるなんて、ホント、梅毒はいやらしいヤツですよね。

3期梅毒

潜伏梅毒が治療されないままでいると、後期潜伏梅毒となり、年余を経てその約30%で3期梅毒に移行します。3期梅毒は、脳腫瘍のように脳内を占拠するゴム腫や、破裂すると即死する危険もある梅毒性大動脈瘤など、命に関わるような臓器に病変が形成されます。梅毒の診断・治療が確立した現代ではあまり見かけることはなくなりましたが、HIV感染症などの免疫不全者では年単位の長期間が経過していなくても生じることがあります[9]。

神経梅毒とは

T. pallidum に感染すると、一定の確率で早期から中枢神経に侵入することがわかっており、髄膜炎や髄膜腫、眼梅毒、耳梅毒など、さまざまな

神経症状をきたします。一方で、全くの無症状のこともあります。ただし、そのまま未治療で進行すると神経麻痺や脊髄癆と呼ばれる状態になり、痙攣や運動麻痺、注意障害、記憶障害、妄想などが起こります。いやあ、梅毒って、ほんとに恐ろしい。何でもアリにもほどがありますよね…。

梅毒の診断

　臨床像があまりに多様でつかみどころのない梅毒ですが、診断においては血清学的検査を簡便・迅速に行うことができるため、疑いさえすれば、診断は意外に難しくありません。細菌感染症の原因菌を調べる際には、本来であれば培養検査で *T. pallidum* を検出できればよいのですが、本菌は2021年現在、ウサギの睾丸内でのみ培養可能なので、さすがに一般医療機関では現実的ではありません。

　そこで、梅毒の診断は *T. pallidum* を抗原とするトレポネーマ抗原検査（通称 TP 検査：主に *Treponema pallidum* Hemagglutination［TPHA］、*Treponema pallidum* Latex Agglutination［TPLA］など）と、カルジオリピンを抗原とする非トレポネーマ抗原検査（通称非 TP 検査：主にRapid Plasma Reagin［RPR］、Fluorescent Treponemal Antibody-absorption［FTA-ABS］など）との組み合わせで判断します。RPR は現在の活動性感染を、TP 検査は現在の感染もしくは過去の感染を表します。つまり、今まさに治療が必要な活動性の梅毒の場合、典型的には、RPR・TP 検査ともに陽性となります（表）。

　少しややこしいのですが、以前はこれらの検査は倍数希釈法といって、手作業で2倍ずつ希釈していって数値を判定していました。ところが近年は手作業が不要で自動的に数値を出してくれる装置が普及しつつあるため、今後はこの自動化法が主流になっていくと思われます（手作業で行う倍数希釈法よりも多数の検体を処理できるという利点もあります）。

　そして、従来の倍数希釈法では、梅毒感染後にまず RPR が陽性になり、次いで TP 検査が陽性になっていましたが、自動化法では TP 検査の方が

表　梅毒の血清学的診断の解釈

RPR	TP 検査	結果の解釈
−	−	①梅毒ではない ②梅毒感染の極初期（極めて稀）
+	−	① RPR 偽陽性（生物学的偽陽性） ②梅毒感染の初期
−	+	①梅毒治療後（過去の感染で現在の活動性はない） ②梅毒感染の初期 ③ TP 検査偽陽性
+	+	①現在の感染 ②梅毒治療中 ③両方とも偽陽性（稀）

先に陽性になることがあります。つまり、今までは「RPR（＋）TP 検査（−）」が 1 期梅毒の初期であり「RPR（−）TP 検査（＋）」は過去の感染で現在の感染ではないと判断されていましたが、自動化法では「RPR（−）TP 検査（＋）」と出た場合にも 1 期梅毒のことがあるのです！[10]

「じゃあ、血液検査だけでは鑑別できないのでは？」と心配になるかもしれませんが、そこはやはり、基本に戻って考えましょう。そう、どんなときも一番大切なことは検査所見ではなく患者さんの臨床症状です。例えば、1 カ月以内に性交渉歴のある人が新たな陰部潰瘍で受診してきたら、それはもう 1 期梅毒を疑って、RPR/TP 検査をすべきですし、その結果、その人の RPR/TP 検査のいずれかのみ陽性であっても、初期の梅毒感染と考え治療することはアリなのです。

梅毒以外の原因で RPR が陽性になることを生物学的偽陽性と呼んだりしますが、要は偽陽性ということです。代表的な原因に、加齢、妊娠、全身性エリテマトーデス、梅毒以外のトレポネーマ感染症などがあります。その場合、90％以上は抗体価が 8 倍以下と言われており[11]、絶対値もある程度参考になります。稀ですが、TP 検査の偽陽性もあります。こちらも加齢や妊娠などで見られるようです。

ちなみに、神経梅毒は臨床所見に加え、髄液中の RPR、TP 検査、蛋白、細胞数などから総合的に診断します。

梅毒の治療

　梅毒の治療の基本は今も昔もペニシリンです。神経梅毒の有無と病期によって治療方針は異なりますが、やはり使用する薬剤は原則としてペニシリンです。

　1期・2期・早期潜伏梅毒にはベンザチンペニシリン G（BPG）240 万単位を単回筋注すれば OK です。1回きりの投与で OK なので、便利ですね。後期潜伏梅毒・感染時期不明の梅毒・3期梅毒には BPG を1週間おきに合計3回筋注です。そして、いずれの病期においても、神経梅毒を合併していれば水溶性ペニシリン G の静脈点滴で治療します。

　ペニシリンアレルギーなどで使用できない場合はドキシサイクリン内服が用いられます。また、1期・2期・早期潜伏梅毒に対するセフトリアキソン点滴の治療効果は BPG 筋注と遜色ないとの報告もあり[12]、ドキシサイクリンが禁忌である妊婦梅毒の治療などでは良い治療オプションとなります。近年では神経梅毒もセフトリアキソン点滴で治療できる可能性が指摘されています[13]。

　「セフトリアキソンって、1日1回点滴でいいし、便利よね？」と思う気持ちもわからんではないですが、やはり最も治療効果が信頼できるのは、ペニシリンなんですよね。この原則は今も昔も変わりません。ちなみに、日本では長らくこの BPG が承認されておらず使用できなかったため、代わりにアモキシシリンによる内服治療（時にプロベネシドを追加）[14, 15] が行われてきた経緯があります。しかし、2021 年9月27日、ついに日本でも筋注用ペニシリン製剤である「ベンジルペニシリンベンザチン水和物」（商品名ステルイズ®）が製剤販売承認を取得しました。今後は、日本でも世界標準の梅毒治療が行えるのです！ これは、近年の感染症界のニュースの中でも大きなものの一つだと個人的には思います（なお、2023 年

に梅毒治療におけるアモキシシリン内服のランダム化比較試験がついに出ました[16]。今後は、アモキシシリン vs. BPG の比較試験に期待したいですね）。

治療効果判定

梅毒はその活動性感染の状態を RPR の値で判断しますが、治療効果も RPR で判定します。だいたい 8 倍以上を治療対象としていますが、厚生労働省の届出基準に記載されている潜伏梅毒の基準は 16 倍以上となっています。もちろん何倍であろうと臨床的に梅毒と考えられれば治療するのはアリです。

さて、この RPR、治療開始前の値から 4 倍以上低下したら治療成功と考えますが、1 カ月程度ですぐに低下することもあれば、1 年くらいかかって、やっと低下することもあります。陰性化までは、1 期梅毒で 1 年、2 期梅毒で 2 年程度かかると言われています。治療後の経過観察は数カ月以上にわたるわけですが、途中で再上昇したり、なかなか下がらないこともあります。その場合、「治療失敗か…」と考える前に、再感染してしまった可能性がないか、患者さんに尋ねるようにしましょう。そうです、残念ながら梅毒は何度でも再感染するのです。

なお、以前はアモキシシリンを数週間にわたり内服する必要があったため、うまくいかないときの理由の一つに服薬アドヒアランス不良がありましたが、今後、筋注用ペニシリンが普及していくことで、この懸念は少なくなっていくものと予想されます。

梅毒の治療効果判定の主役は RPR である一方で、TP 検査は一度陽性になったら原則一生陽性のままですので、治療効果判定には使えません。

〈引用・参考文献〉

1) 厚生労働省. 性感染症報告数（2004年〜2021年）. https://www.mhlw.go.jp/topics/2005/04/tp0411-1.htmlh

2) 永井義男. 春画で見る江戸の性技. 東京，日本文芸社，2011，190p.

3) Ghanem KG, et al. The modern epidemic of syphilis. N Engl J Med. 2020;382(9):845-84.

4) Chapel TA. The signs and symptoms of secondary syphilis. Sex Transm Dis. 1980;7(4):161-4.

5) Tanizaki R. Gangrene-like cheilitis and pustular eruptions in a patient with secondary syphilis. CMAJ. 2019;191(50):E1382.

6) de Jesus Semblano Bittencourt M, et al. A case of secondary syphilis mimicking palmoplantar psoriasis in HIV infected patient. An Bras Dermatol. 2015;90(3 Suppl 1):216-9.

7) Militz H, et al. Images in clinical medicine. Treponema pallidum-The Great mitator. N Engl J Med. 2015;373(21):2069.

8) WHO guidelines for the treatment of Treponema pallidum (syphilis). https://www.who.int/publications/i/item/9789241549714

9) Tsuboi M, et al. Cerebral syphilitic gumma within 5 months of syphilis in HIV-infected patient. Emerg Infect Dis. 2016;22(10):1846-8.

10) 斎藤万寿吉. 梅毒検査法と解釈の注意点. 国立感染症研究所. IASR. 2020;41(1):5-6.

11) Ratnam S. et al. The laboratory diagnosis of syphilis. Can J Infect Dis Med Microbiol. 2005;16(1):45-51.

12) Cao Y, et al. A multicenter study evaluating ceftriaxone and benzathine penicillin G as treatment agents for early syphilis in Jiangsu, China. Clin Infect Dis. 2017;65(10):1683-8.

13) Bettuzzi T, et al. Ceftriaxone compared with benzylpenicillin in the treatment of neurosyphilis in France: a retrospective multicentre study. Lancet Infect Dis. 2021;21(10):1441-7.

14) 日本性感染症学会編. 性感染症診断・治療ガイドライン2020. 東京，診断と治療社，2020，136p.

15) Tanizaki R, et al. High-dose oral amoxicillin plus probenecid is highly effective for syphilis in patients with HIV infection. Clin Infect Dis. 2015;61(2):177-83.

16) Ando N, et al. Combination of Amoxicillin 3,000 mg and Probenecid versus 1,500 mg Amoxicillin Monotherapy for Treating Syphilis in Patients with HIV: an Open-Label, Randomized, Controlled, Non-Inferiority Trial. Clin Infect Dis 2023;ciad278.

3. 各論② 淋菌感染症・性器クラミジア

尿道炎と言えばこれ! 重複感染も考慮

はじめに

淋菌感染症は *Neisseria gonorrhoeae* による感染症で、性器クラミジアは *Chlamydia trachomatis* による感染症です。両者とも、主に性行為を介して尿道炎、子宮頸管炎、咽頭炎などを引き起こします。

淋菌感染症・性器クラミジアの臨床症状

尿道炎

これはもう、「性感染症と言えば尿道炎」と言っても過言ではないくらいに有名な症状ですよね。典型的には、女性とセックスをした男性が数日後に尿道の灼熱感と排尿時痛を自覚し、よく見ると尿道からは尿だけでなく膿も出てきてびっくり、淋菌性尿道炎でした、というパターンです（クラミジア性の場合、もう少し潜伏期間が長くなります）。尿道炎は、その原因微生物により、①淋菌による尿道炎：gonococcal urethritis（GU）、②淋菌以外の微生物による尿道炎：non-gonococcal urethritis（NGU）、③淋菌でもクラミジアでもない尿道炎：non-chlamydial non-gonococcal urethritis（NCNGU）の3つに大別されます（表1）。

ちなみに淋菌性尿道炎の場合、尿から出た膿をグラム染色すると淋菌を直接観察することができますが（図）、クラミジアはグラム染色で染まらないので観察できません。

表1 尿道炎の分類

原因微生物	呼称	実際は
淋菌	淋菌性尿道炎 gonococcal urethritis	淋菌が原因
淋菌以外	非淋菌性尿道炎 non-gonococcal urethritis	クラミジアが最多
淋菌と クラミジア以外	非クラミジア性非淋菌性尿道炎 non-chlamydial non-gonococcal urethritis	*Mycoplasma genitalium*、 トリコモナス、*Ureaplasama urealyticum* など

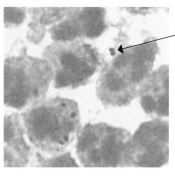

グラム陰性球菌
（＝淋菌）

図 淋菌性尿道炎患者の
尿グラム染色

　さてここで、2002年に発表された日本国内における男性尿道炎の特徴を見てみましょう[1]。これによると、約70％が性風俗店での感染であり、約25％が既婚者でした。そして、感染経路が特定できた者のうち82.6％がオーラルセックスからの感染でした。そう、淋菌やクラミジアは咽頭にも感染するので、「腟に入れてないから大丈夫！」ではなく、オーラルセックスのときも感染予防にはコンドームが必要なのです（ちなみにこの研究によると、咽頭から感染することを認識していたのは57.8％に過ぎなかったとのことです）。

　なお、尿道炎の原因微生物のうち、淋菌単独感染が約50％、クラミジア単独感染が約10％、淋菌とクラミジアの重複感染が約10％だったそうです。これは、同時に淋菌とクラミジアに感染していることの証明でもあ

表2　性感染症リスクが高い人
　　　（米国予防医学専門委員会）

・新しいパートナーができた。
・2人以上のパートナーがいる。
・性感染症に罹患しているパートナーがいる。
・セックスを金銭や薬物と交換している。
・投獄歴がある。

（文献2、3より作成）

り、このことからも通常、尿道炎患者では淋菌とクラミジアの両方を同時に治療することが多いです。一方で、淋菌もクラミジアも無症候性感染がありえるので、例えば知らない間にクラミジアに感染していた人（無症状）が新たに淋菌に感染した場合でも、検査では両方とも検出されることになります。以前からの感染＋新たな感染なのか、新たな感染×2なのか、真実は闇の中ですが、無症状なのに人に感染させることがある、ということは知っておきましょう。

　この無症候性感染は男性よりも女性に多いことから、米国予防医学専門委員会（USPSTF）では「性的活動性のある24歳以下の女性」と「25歳以上で性感染症リスクが高い女性」（表2）に対しては、無症状であっても淋菌とクラミジアのスクリーニング検査をするよう推奨しています[2]。

　先ほどご紹介した尿道炎の研究が発表されたのが2002年ですので、2023年現在、約20年の時を経てどのように尿道炎患者の特徴が変化しているのか、または変化していないのか、大変興味深いところです（誰かやってくれんかな？）。

咽頭炎

　オーラルセックス時に、淋菌やクラミジアが感染している陰茎が受け手側の咽頭粘膜に付着することで、咽頭炎が起こります（理論上、淋菌やクラミジアに感染している腟分泌液が咽頭に付着しても起こります）。頻度が高いのが淋菌性咽頭炎ですが、なんとその大部分が無症状であり、尿道

炎と同様、感染した本人が感染に気づいていないことがよくあります。無症状であっても当然ながら他者に感染させるリスクはあるわけですが、それだけでなく、淋菌性咽頭炎は淋菌性尿道炎と比べて抗菌薬治療で淋菌を除去することが難しいことがわかっており、治療の面でもこれまた厄介なのです。

　クラミジア咽頭炎も当然ながら存在しますが、その頻度は低く、淋菌性咽頭炎ほどの害があるのかどうかもよくわかっていません。ただ実際は、淋菌の遺伝子検査をする際にクラミジアも同時に検査されることが多く、そこでクラミジアが検出されたら基本的には治療する臨床医が多いでしょうし、方針に悩むことはあまりありません。

子宮頸管炎

　淋菌・クラミジアは子宮頸管炎も起こします。主な症状は異常な帯下、性交時痛や性交後出血などですが、これもやはり無症状のことがあります。特にクラミジア感染の場合、大多数が無症状とも言われています。「まあ、症状がないなら放っておいてもいいんじゃない？」と思いきや全くそんなことはなく、①患者自身の問題として骨盤内炎症症候群や Fitz-Hugh-Curtis 症候群に進展すると強い腹痛をきたしたり将来的な不妊の原因になること、②妊娠・出産時に流産や新生児感染症（特にクラミジアによる新生児結膜炎や肺炎）の原因になることなどが大きな問題になります。

骨盤内炎症性疾患と Fitz-Hugh-Curtis 症候群

　子宮頸管から感染が上行し、子宮内膜炎や卵管炎、子宮付属器炎、骨盤腹膜炎などを起こすことがありますが、これらを総称して骨盤内炎症性疾患（pelvic inflammatory diseases：PID）と呼びます。下腹部痛や子宮・付属器の圧痛に加え、発熱や血液検査での炎症反応の上昇などを伴います。未治療では卵管閉塞による今後の不妊および異所性妊娠のリスクがあり、肝臓周囲に炎症が波及して強い右上腹部痛をきたすこともあります。この

肝周囲炎のことを Fitz-Hugh-Curtis 症候群と呼び、腹腔鏡検査を行うと肝表面と周囲組織の癒着が見られます。

淋菌感染症の特殊型、播種性淋菌感染症

　淋菌に感染しても基本的には咽頭や陰部の局所症状でとどまりますが、稀に全身に播種することがあります。播種性淋菌感染症（disseminated gonococcal infection；DGI）と呼ばれ、血流に乗って感染性心内膜炎、関節炎や皮膚炎（丘疹や水疱など）を起こします（この病態は関節炎−皮膚炎症候群と呼ばれます。まさにそのままのネーミングでわかりやすいですね！）。血液培養や関節液培養など、粘膜病変「以外」の場所から淋菌が検出されることで診断します。

淋菌感染症・性器クラミジアの診断・治療

　淋菌感染症・性器クラミジアの診断は、基本的には咽頭や腟分泌液、尿や尿道分泌物などを用いた遺伝子検査で行います。両者が重複感染していることを想定し、基本的には両方同時に検査します。

　治療に関しては、淋菌感染症に対してはセフトリアキソン 1g を単回点滴、性器クラミジアに対してはドキシサイクリン（またはミノサイクリン）を 1 回 100mg 1 日 2 回、7 日間内服します。DGI の治療もセフトリアキソン点滴ですが、単回ではなく 7 日間以上治療することが推奨されています。

　現時点では淋菌・クラミジアの治療で難渋することはあまりないのですが、実は淋菌はクラミジアと違い抗菌薬の耐性を獲得しやすく、歴史上さまざまな抗菌薬が耐性淋菌の治療オプションから姿を消していったのでした。

淋菌感染症治療の歴史 [4]

　淋菌感染症の治療薬が初めて実用化されたのが 1940 年頃のスルホンア

ミド系抗菌薬ですが、1944年にはスルホンアミド耐性淋菌が出現しました。同時期にペニシリンが登場し、淋菌治療の主役となりましたが、早くも1946年にはペニシリン耐性淋菌が見つかり、その耐性淋菌が世界中へと広がっていきました。1960年代にはスペクチノマイシンが多用されましたが、1980年代に入ると耐性のため使用されなくなり、代わりに使用されたテトラサイクリン系抗菌薬やアジスロマイシンなどのマクロライド系抗菌薬も、早晩耐性を獲得されていったのでした。1990年代にニューキノロン系抗菌薬が登場し、非常に効果的だったのですが、やはり耐性淋菌出現のため、2000年代にはもはや使用されなくなりました。

「え…? 淋菌、怖!!」

おっと、皆さんの心の声がここまで届いてきたようです。そうです、も

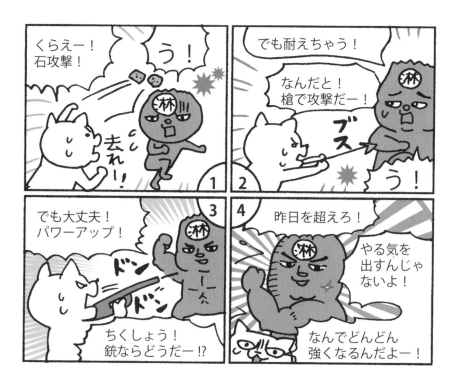

ちろん「淋菌と言えば性感染症」で有名ですが、感染症界隈では「淋菌と言えば高度な薬剤耐性」なのです！ 現在はセフトリアキソンで治療できている淋菌感染症ですが、上記のような経緯で使用可能な抗菌薬がことごとく耐性化してきた歴史があるので、いずれはセフトリアキソンすら効かない淋菌が出てくるのでは、という懸念は現在も進行中です。

　セフトリアキソンに耐性を獲得されると、治療効果や治療アクセスの利便性などの面からかなり厄介であり、セフトリアキソン耐性菌が主流になるかどうかは世界中が注目している重大案件なのです。

　実は、すでに2009年時点で、京都のコマーシャルセックスワーカーの咽頭から、セフトリアキソン耐性淋菌が検出されており、世界中を震撼させました[5]。幸い現時点ではセフトリアキソン耐性淋菌が世界中に蔓延するような事態には発展していませんが、淋菌の耐性化については今後も注意深く観察していく必要があります。

〈引用・参考文献〉

1)　早川隆啓ほか. 男子尿道炎414例についての臨床的検討. 日本泌尿器科学会雑誌. 2002；93（3）：450-6.
2)　The U.S. Preventive Services Task Force. Final Recommendation Statement. Chlamydia and Gonorrhea: Screening. September 14, 2021. https://www.uspreventiveservicestaskforce.org/uspstf/recommendation/chlamydia-and-gonorrhea-screening(Accessed on 7 April 2022.)
3)　Workowski KA, et al. Sexually Transmitted Infections Treatment Guidelines, 2021. MMWR Recomm Rep. 2021;70(4):1-187.
4)　Unemo M, Shafer WM. Antimicrobial resistance in Neisseria gonorrhoeae in the 21st century: past, evolution, and future. Clin Microbiol Rev. 2014;27(3):587-613.
5)　Fifer H, et al. Failure of Dual Antimicrobial Therapy in Treatment of Gonorrhea. N Engl J Med. 2016;374(25):2504-6.

尿道炎第3の刺客、 *Mycoplasma genitalium* とは !?

　尿道炎の原因微生物で多いのは圧倒的に淋菌とクラミジアですが、近年、*Mycoplasma genitalium* という菌が第3の刺客として尿道炎界隈を席巻しつつあります。「へ？ マイコプラズマって、肺炎の原因になるあのマイコ？」と思ったあなた、そう、あのマイコプラズマです（※正確には、肺炎を起こすのは *Mycoplasma pneumoniae* です）。

　M. genitalium は培養困難のため PCR 検査で診断します。2022年6月から保険適用になったため、診断しやすくなりました。淋菌でもない、クラミジアでもない尿道炎がなかなか治らない場合にはコイツの可能性を考えます。*M. genitalium* は、淋菌やクラミジア同様に尿道炎や子宮頸管炎、PID を起こし、不妊の原因にもなります。治療にはアジスロマイシンやドキシサイクリン、キノロン系抗菌薬が用いられますが、淋菌と同様に、近年では世界的に耐性化が進んでおり、治療に難渋するケースが目立ち始めています。まさに「ジェニタリウム、お前もか！」ですね。

　淋菌ではセフトリアキソンが使用できましたが、*M. genitalium* は細胞内に寄生するという特殊な性質を持っているため、セフトリアキソンなどのβラクタム系抗菌薬は一切無効で、選択肢にすら挙がりません。

　性感染症の世界では、耐性化の絶対王者として淋菌が長きにわたりその座に君臨してきましたが、近年の *M. genitalium* の勢いを見ると、「いずれ王者の座を奪ってしまうのでは？」と専門家の間では密かに恐れられています。

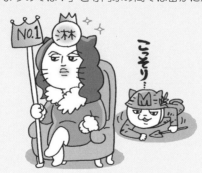

4. 各論③ ヒトパピローマウイルス感染症とワクチン

HPV ワクチンで、世界が変わる！

はじめに

　今からさかのぼること数十年前の 1983 年、ドイツのウイルス学者、ハラルド・ツア・ハウゼン医師により、子宮頸がんの主な原因がヒトパピローマウイルス（human papilloma virus；HPV）であることが発見されました。この研究成果をもとに HPV ワクチンが開発され、今や世界中の定期接種プログラムに組み入れられています（その後、ハウゼン医師には 2008 年、ノーベル医学・生理学賞が授与されました）。

　HPV ワクチンが子宮頸がん発生率や死亡率を著しく低下させるというエビデンスはほぼ確固たるものになっており、その凄まじい効果から、世界保健機関（WHO）からも "cervical cancer is one cancer the world can actually eliminate"「子宮頸がんは世界から現実に排除可能ながんの一つである」という力強い声明が出ています[1]。

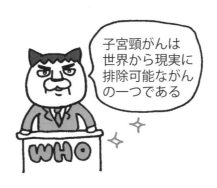

子宮頸がんは
世界から現実に
排除可能ながん
の一つである

WHO

そもそも HPV はどんな振る舞いをするのか？

　HPV はセックスを通じて感染しますが、もし感染しても無症状で、しかもその 90％が 1〜2 年以内に自然消失します[2)]。よって、今自分が HPV に感染しているかどうか、自覚症状だけではわかりませんし、それこそ知らない間に感染して自然消失したとしても気づきようがないのです。ではなぜこの HPV が問題かというと、感染した後に運悪く持続感染に移行すると、年余を経て「がん」が発生するのです。2023 年現在、日本では子宮頸がんのピークは 30 代後半です[3)]。

　HPV は世の中に約 200 種類以上も存在しますが、すべての HPV ががんの原因になるわけではなく、問題になるのはハイリスク型と呼ばれる一部の型の HPV です（表 1）。

　ハイリスク型の HPV は子宮頸がん、外陰部がん、腟がん、肛門がん、陰茎がん、扁桃がん、舌基部がん、中咽頭がんなど、さまざまながんを引き起こします。中でも HPV-16 と HPV-18 が凶悪で、これらのがんの主な原因になっています[4)]。子宮頸がんに限って言えば、HPV-16、HPV-18 の 2 種類で子宮頸がんの 70％を占め[5)]、さらに HPV-31、33、45、52、58 の 5 つの型でもう 20％を占めるとされています[6)]。

　なお、がんとの関連はありませんが、HPV-6、HPV-11 は尖圭コンジローマや再発性呼吸器乳頭腫症の原因になります。尖圭コンジローマは HPV に曝露した部位に乳頭状の病変を作り、多くは無症状ですが、その見た目の変化から、本人のみならずパートナーからの不安、嫌悪感などの

表 1　HPV に起因する主な疾患とそれに関連する HPV の型

主な疾患	関連する主な HPV の型
子宮頸がん、外陰部がん、腟がん、肛門がん、陰茎がん、扁桃がん、舌基部がん、中咽頭がん	16、18、31、33、45、52、58
尖圭コンジローマ、再発性呼吸器乳頭腫症	6、11

ストレスが強い疾患と言えます。治療は、電気・レーザーによる焼灼や液体窒素による凍結療法、イミキドモ5%クリームの外用などですが、単独での治療効果は60〜90%程度、再発率も20〜30%程度あることから[7]、何度も通院することになり、非常に患者さんの苦痛が大きい嫌な性感染症です。

　一方、HPV-6、HPV-11が出産時に産道を通じて児に感染することにより、再発性呼吸器乳頭腫症（juvenile-onset recurrent respiratory papillomatosis；JORRP）が生じることがあります。JORRPは耳鼻科領域で見られる良性の喉頭腫瘍ですが、「なーんだ、良性腫瘍か」と思いきや、腫瘍が大きくなると気道を閉塞して窒息するリスクがありますし、焼灼治療や外科的治療など侵襲性の高い治療を頑張って行ったとしても何度も再発を繰り返してくる、これまた非常に苦痛が大きい嫌な病気なのです[8]。生後6カ月から5歳くらいで発症する若年型と、成人で発症する成人型がありますが、若年型は主に産道感染であることから、成人のHPVワクチン接種が進むことで、再発性呼吸器乳頭腫症で苦しむ子どもたちが減ることが期待できるわけです。

HPVによる子宮頸がんを減らすにはどうすればよい？

　さて、HPVが関与するがんのうち、最もインパクトの大きいがんは子宮頸がんです。この子宮頸がんを減らすには3つの方法があります。一つはセックスを一切しないこと…。ただしこれは現実的ではありませんよね。次に、子宮頸がん検診、そしてHPVワクチン接種です。

子宮頸がん検診

　子宮頸がんは必ず感染→異形成→がんという順番で進行していくので、異形成の段階で発見すれば、がんに進行する前に治療することができます。
　日本では、子宮頸がん検診でまず行われるのが子宮頸部の擦過細胞診によるスクリーニング検査であり、そこである程度の異常があった場合はコ

ルポスコピーという検査に進みます。そしてそのコルポスコピーの結果が
さらに3つに分類され、より悪性に近い場合、円錐切除の適応となります。

メモ

●コルポスコピーの分類

　コルポスコピーでは子宮頸部異形成（cervical intraepithelial neoplasia；
CIN）のGrade1〜3に分類されます（3の方がより、がんに近い）。CIN 1にな
ったとしても90%は自然にウイルスが排除されるため経過観察となり、CIN 2
まで進行した場合でも自然消退する可能性の方が高いため経過観察されます。一
方で、CIN 3では約30%ががんへと進行するため円錐切除が行われます[9]。

「検診を受けていれば、ワクチンはいらない」なんて意見もあるとかな
いとか…？　いやいや、たとえがんじゃなくても、「異形成」と言われた人
の不安は決して小さくないでしょうし、円錐切除だって流産・早産のリス
クが高くなるため、やらずに済むならやらない方がよい処置です。つまり、
異形成にすらならないことが望ましく、そのためには感染自体を防ぐこと
が重要なのです。現時点では、子宮頸がん検診でがんを防ぐことができま
すが、異形成や感染自体を防げるのはワクチンしかありません。

　1999年時点で、子宮頸がん検診受診率が増加すると子宮頸がんが減少
することが示されており[10]、さらにそこにHPVワクチン接種を組み合わ

表2　HPVワクチンと子宮頸がん検診の組み合わせによる子宮頸がん回避率

検診による がん回避割合（%）	HPV ワクチン接種率（%）		
	85	50	10
85	95	91	86
50	82	69	54
10	67	44	17
0	64	38	8

（文献11より転載）

せることで、さらに子宮頸がんの発生を防ぐことができると予測されています。その際、HPV ワクチンの接種率も重要で、HPV ワクチン接種率が 85％程度の高い集団に対して、子宮頸がん検診を受ける割合が例えば 85％まで高まると、子宮頸がんを 95％回避できるとされています（表 2）[11]。やはり、検診またはワクチンだけ、ではなく、両方組み合わせることが重要なのです。

HPV ワクチンの効果

　HPV ワクチンに期待することはもちろん子宮頸がんによる死亡率を下げることであり、また、そもそもの罹患率を下げることです。現時点では、15〜24 歳と 25〜34 歳のいずれの年代で接種してもその効果が確認されて

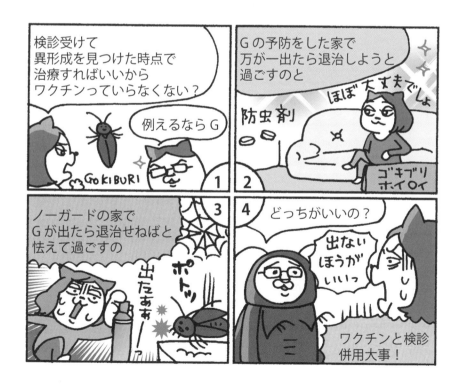

います[12]。なお、がんになる前の異形成の割合を低下させられれば必然的にがんの割合も低下することが予想され、そもそもハイリスク型のHPVの感染自体を予防できれば将来的ながんの割合も低下することが予想されるわけです。

　日本におけるデータでもHPVワクチン接種によって異形成の割合が下がることが示されており[13〜15]、そもそもの感染自体を減らす効果も世界中で確認されています[16〜17]。

　HPVワクチンは、当初はHPV-16、HPV-18の2つの型のみに効果のある2価ワクチンのみでしたが、その後HPV-6、HPV-11型を追加した4価ワクチンが開発され、現在ではそこにさらにHPV-31、33、45、52、58型を加えた9価ワクチンが主流となっており、日本も2023年4月から定期接種で使用することになりました。

　HPV 9価ワクチンは基本的には0、2、6カ月後の3回接種ですが、15歳未満までに初回接種した場合は2回接種でも十分な抗体価が得られることから、これらの年代では0、6カ月の2回接種が推奨されています（ただし、免疫不全がある場合は15歳未満でも3回接種が推奨）[18]。

　近年では、15〜20歳の女性に対する2価または9価のHPVワクチンの単回接種が、接種から18カ月時点でのHPV 16 or 18型の感染を97.5％予防したとの研究もあり[19]、医療資源の限られた国々における接種率向上に寄与できる可能性があります。

　HPVワクチンは基本的には11〜12歳から初回接種を開始しますが、9歳からでも接種可能です。その後の年齢層では、13〜26歳までキャッチアップ接種が推奨され、27〜45歳までは医師−患者間でのshared decision makingをもとに接種するかどうかを決定します[20]。46歳以上では接種のメリットが証明されていないため推奨されていません。

HPVワクチンの安全性

　HPVワクチンは世界で1億3,500万回以上接種され、15年間以上のモニ

タリングでも重大な副反応は報告されておらず[21]、非常に安全性の高いワクチンと言えます。一方で、日本ではHPVワクチン接種後に全身の痛みや不随意運動、運動障害などの多様な症状が出現したことが大々的に報道され、当時、これらの症状とワクチンとの因果関係は不明でしたが、2013年6月より定期接種勧奨が一時差し控えられました。その結果、当然と言えば当然ですが、HPVワクチンを接種する人が激減しました（図1）[22]。

その後、HPVワクチン接種群と非接種群で29,846人の日本人のデータを解析したところ、患者会から提示された24症状のいずれも発生割合に有意差は見られませんでした[23]（が、このことはメディアではほとんど取り上げられませんでした）。世の中にはHPVワクチンに関するさまざまな「私見」が飛び交っていますが、HPVワクチンが「特別に副反応が多くて危険！」という科学的なデータはないのです。

ちなみに、日本が積極的な接種勧奨を控えている間にも、世界中でHPVワクチンは接種し続けられてきました。そこで、日本と世界の間にはどんな違いが生まれたのでしょうか？

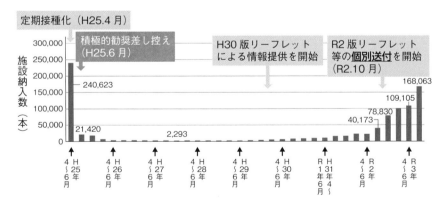

図1　HPVワクチン接種率の年次推移（厚生労働省）（文献22より転載）
注1：施設納入数はサーバリックス®とガーダシル®の納入数を合わせたもの。
注2：施設納入数には、任意接種で用いられたものや納入されたが使用されなかったものも含まれる。

2003〜2012年の間、世界各国の子宮頸がんの罹患率・死亡率の年間変化率を報告した研究では[24]、すでにHPVワクチンを定期接種プログラムに組み込んだ国々では軒並み子宮頸がんの罹患率・死亡率ともに減少しているのに対して、HPVワクチンが定期接種化されていなかった同期間の日本では罹患率・死亡率ともに増加していました。しかも日本は、2013年4月に定期接種化されたかと思えば2013年6月には積極的接種勧奨が差し控えられ、接種率は上昇しませんでした。その動向も踏まえて、2012年以降の15年間における子宮頸がん罹患率の推移予測では、世界各国ではさらなる低下が予測されるのに対して、日本の子宮頸がん罹患率はむしろ上昇することが予測されている、という悲しい現実があります。そんな日本でもいよいよ2021年11月から定期接種の積極的な勧奨が再開されましたが、2013年からの失われた8年間が将来にどのような影響を及ぼすのか、悲観的な予測が多いのが現状です。

おわりに

　HPVワクチンに限らず、ワクチンを接種するかどうかの最終的な決定は個人の判断に委ねられますが、集団で見た場合でも個人で見た場合でも、HPVワクチン接種による医学的なメリットはデメリットをはるかに上回ります。海外では男児にも定期接種化されている国が増加傾向にあり、日本もそれに追いついていくことを願うばかりです。

〈引用・参考文献〉
1) WHO. Launch of the global strategy to accelerate the elimination of cervical cancer. https://www.who.int/news-room/events/detail/2020/11/17/default-calendar/launch-of-the-global-strategy-to-accelerate-the-elimination-of-cervical-cancer
2) Cohen PA, et al. Cervical cancer. Lancet. 2019 ; 393(10167) : 169-82.
3) 日本産科婦人科学会. 子宮頸がん. https://www.jsog.or.jp/modules/diseases/index.php?content_id=10
4) Saraiya M, et al ; HPV Typing of Cancers Workgroup. US assessment of HPV types in cancers : implications for current and 9-valent HPV vaccines. J Natl Cancer Inst. 2015 ; 107(6) : djv086.
5) de Sanjose S, et al ; Retrospective International Survey and HPV Time Trends Study Group. Human papillomavirus genotype attribution in invasive cervical cancer : a retrospective cross-sectional worldwide study. Lancet Oncol. 2010 ; 11(11) : 1048-56.

6) Petrosky E, et al ; Centers for Disease Control and Prevention (CDC). Use of 9-valent human papillomavirus (HPV) vaccine: updated HPV vaccination recommendations of the advisory committee on immunization practices. MMWR Morb Mortal Wkly Rep. 2015 ; 64(11) : 300-4.

7) 日本性感染症学会編. 性感染症診断・治療ガイドライン 2020. 東京, 診断と治療社, 2020.

8) Venkatesan NN, et al. Recurrent respiratory papillomatosis. Otolaryngol Clin North Am. 2012 ; 45(3) : 671-94, viii-ix.

9) Holowaty P, et al. Natural history of dysplasia of the uterine cervix. J Natl Cancer Inst. 1999 ; 91(3) : 252-8.

10) Quinn M, et al. Effect of screening on incidence of and mortality from cancer of cervix in England : evaluation based on routinely collected statistics. BMJ. 1999 ; 318(7188) : 904-8.

11) Franceschi S, et al. EUROGIN 2008 roadmap on cervical cancer prevention. Int J Cancer. 2009 ; 125(10) : 2246-55.

12) Fangjian Guo, et al. Cervical cancer incidence in young U.S. females after human papillomavirus vaccineintroduction. Am J Prev Med. 2018 ; 55(2) : 197-204.

13) Matsumoto K, et al. Early impact of the Japanese immunization program implemented before the HPV vaccination crisis. Int J Cancer. 2017 ; 141(8) : 1704-6.

14) Ozawa N, et al. Beneficial effects of human papillomavirus vaccine for prevention of cervical abnormalities in Miyagi, Japan. Tohoku J Exp Med. 2016 ; 240(2) : 147-51.

15) Ikeda S, et al. Human papillomavirus vaccine to prevent cervical intraepithelial neoplasia in Japan : A nationwide case-control study. Cancer Sci. 2021 ; 112(2) : 839-46.

16) Markowitz LE, et al. Prevalence of HPV after introduction of the vaccination program in the United States. Pediatrics. 2016 ; 137(3) : e20151968.

17) Cameron RL, et al. Human papillomavirus prevalence and herd immunity after introduction of vaccination program, Scotland, 2009-2013. Emerg Infect Dis. 2016 ; 22(1) : 56-64.

18) CDC. HPV vaccine schedules and dosing. https://www.cdc.gov/hpv/hcp/schedules-recommendations.html

19) Barnabas RV, et al. Efficacy of single-dose HPV vaccination among young African women. NEJM Evid. 2022 ; 1 (5) : EVIDoa2100056.

20) Markowitz LE, Unger ER. Human Papillomavirus vaccination. N Engl J Med. 2023 ; 388(19) : 1790-8.

21) CDC. HPV vaccine safety and effectiveness. https://www.cdc.gov/vaccines/partners/downloads/teens/vaccine-safety.pdf

22) 第 18 回厚生科学審議会予防接種・ワクチン分科会予防接種基本方針部会 ワクチン評価に関する小委員会. 組換え沈降 9 価ヒトパピローマウイルス様粒子ワクチン（9 価 HPV ワクチン）について. https://www.mhlw.go.jp/content/10601000/000907614.pdf

23) Suzuki S, Hosono A. No association between HPV vaccine and reported post-vaccination symptoms in Japanese young women: Results of the Nagoya study. Papillomavirus Res. 2018 ; 5 : 96-103.

24) Lin S, et al. Worldwide trends in cervical cancer incidence and mortality, with predictions for the next 15 years. Cancer. 2021 ; 127(21) : 4030-9.

5. 各論④　性器ヘルペス
全容が見えにくい不思議な性感染症

性器ヘルペスもいやなヤツ

　性器ヘルペスは単純ヘルペスウイルス1型（herpes simplex virus type 1：HSV-1）または HSV2型（HSV-2）によって引き起こされる感染症です。性感染症の中では、わが国では性器クラミジア、淋菌感染症に次いで3番目に報告数が多い、メジャーな性感染症と言えます。以前は、主に HSV-1 が口唇ヘルペスを起こし、HSV-2 が性器ヘルペスを起こすと考えられていましたが、現在はどちらもごっちゃになっていて、特にオーラルセックスを介した HSV-1 による性器ヘルペスが増加傾向にあります。

　性器ヘルペスは梅毒同様にいや〜なヤツなのですが、その理由はいくつかあります。まず、①感染しても症状が出ないことがあること、②いったん感染したら一生再発のリスクが続くこと、そして、③ときどき内臓の合併症を起こしてくることです。

感染しているのに症状が出ない!?

　肺炎にしろ、尿路感染症にしろ、感染症ではたいてい発熱などの自覚症状が出るのですが、性器ヘルペスの場合、その70%が無症状であるとされています[1]。これはほかの性感染症にもある程度通じるところがあり、梅毒にも潜伏梅毒があり、HIV 感染症も無症状のまま病態が進行していくといった特徴を有しています。性感染症界の二大巨頭である淋菌感染症と性器クラミジアも、感染しているのに無症状なんてことはままあります。ホント、なんなんでしょうね、こやつらは。でもまあ、微生物側からしたら、無症状でいた方が抗菌薬で駆逐されるリスクが減るし、その間に次の

感染者を介して自分たちの数を増やすことができるので、わからんでもないですが、人間側からしたら、ホント勘弁してほしい性質ですよね。

　さて、では実際に症状が出るとしたら、どのような感じなのでしょうか。典型的には、感染から4～7日間の潜伏期間を経て、性器に痛みを伴う多発性の紅斑が出現し、水疱、潰瘍化へと進んでいきます。口唇や咽頭の感染であれば頸部リンパ節腫脹、性器ヘルペスであれば鼠径部のリンパ節腫脹が見られることがあります。これらの症状は放っておいても自然に治りますが、なんせ痛いので、たいていの方は医療機関を受診します。抗ウイルス薬を投与すると1週間程度で治癒しますが、抗ウイルス薬を投与しないと約2週間程度症状が続くので、性器ヘルペスを見たら抗ウイルス薬を投与する方が患者さんのメリットは大きいでしょう。

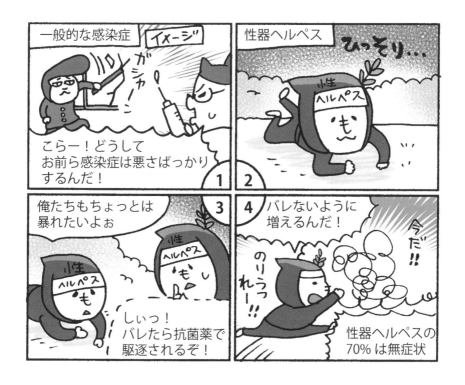

以上の経過を、「初感染・初発」と言います。単に「初発」とだけ呼ばない理由は、先に説明したとおり性器ヘルペスは無症状のことがあるので、初発症状と言っても「初めて感染したときに同時に症状が出るパターン」と「初めて感染したときは無症状で、その後、再活性化したときに初めて症状が出るパターン」の2種類があるからです。この「初感染・初発」だけでなく「非初感染・初発」という表現型は、性器ヘルペスの特徴の一つと言えるでしょう。

いったん感染したら、一生再発のリスクが続く

　性器ヘルペスは、一度感染したら一生体内に潜伏し、宿主の免疫力が弱ったときを狙っていつでも再発してくる性質を持っています。ただ、無症候感染はそもそも診断しようがないので、今現在、症状が出ている患者さんが、「初感染・初発」なのか、「非初感染・初発」なのかは臨床症状からは判別不可能です。さらに、例えばHSV-2に無症候感染してそのままHSV-2が再活性化することもあれば、最初の感染はHSV-2の無症候感染だったけれど、その後、HSV-1に感染して初感染・初発なんてこともあります。どちらであっても実際の見た目は初発になりますが、やはりそこを鑑別するのは非常に難しいところです（そろそろわけがわからなくなってきたので、この話はこの辺にしときましょう…）。

　そう言えば、ヘルペスウイルスは何種類もありますが、HSVだけでなく水痘・帯状疱疹ウイルス（varicella-zoster virus；VZV）も再活性化することで有名ですよね（水痘・帯状疱疹ウイルスは別名HSV-3と呼ばれます）。初感染時には水痘として発症し、その後体内に潜伏して宿主の免疫が弱ったときを狙って再活性化し、帯状疱疹として発症してくるアイツです。皆さんの中には、帯状疱疹を何度も繰り返して苦しむ高齢者の方を見たことがある人も多いのではないでしょうか。

　しかし、HSV、特にHSV-2は人によっては年に何度も再発し、そのたびに苦痛を伴う肉体的負担、医療機関受診の手間が増える社会的負担、セ

ックスパートナーへ感染させることや性感染症のスティグマ*といった心理的負担などが積み重なります。よって、あまりに再発回数が多い場合には、そもそも再発させないための再発抑制療法といった治療法が提案されます。

ときどき内臓の合併症を起こしてくる

HSV-1 も HSV-2 も、口唇や性器だけにとどまらず、稀に脳炎や髄膜炎といった重篤な合併症を起こしてくることがあります。仙骨神経根の神経障害を起こすと、膀胱直腸障害をきたし、特別に Elsberg（エルスバーグ）症候群なんて呼ばれます。

局所の症状であれば経口の抗ヘルペスウイルス薬（アシクロビル、バラシクロビル、ファムシクロビルなど）で治癒しますが、内臓合併症を起こした場合にはアシクロビルの点滴で治療する必要があります。

性器ヘルペスの診断

性器ヘルペスは水疱や潰瘍を作ります。特徴的な水疱であればヘルペス感染症と臨床診断してもよいですが、潰瘍を呈する疾患はヘルペス以外にも多数あるので、初発の場合は、できればヘルペスウイルスの存在を証明したいところです。日本では水疱ぬぐい液を用いた抗原診断法が主に用いられ、初感染の感度94％、再発例での感度85％とされています[2]。最も信頼できる検査は核酸増幅検査（PCR 検査）ですが、2023 年現在、免疫不全状態の患者さんに限り保険適用が認められています。

その他、抗体検査も利用できますが、外注のため検査結果が得られるまで時間がかかることや、急性感染でも抗体が陽性になるまでは 5〜10 日間程度かかることなどから、すぐに診断したい臨床現場では正直使えません。加えて、初発と再発の判別や、HSV-1 と HSV-2 の型判別もできません。

＊スティグマ：個人の持つ特徴に対して、差別や偏見の対象として否定的な意味づけをされる属性、およびそれに伴う負のイメージのこと。

表1　抗ヘルペスウイルス薬の投与方法

	投与量（腎機能正常の場合）
初発	バラシクロビル 1 回 1,000mg を 1 日 2 回 5～10 日間内服
再発	バラシクロビル 1 回 500mg を 1 日 2 回 5 日間内服
再発抑制	バラシクロビル 1 回 500mg を 1 日 1 回 1 年以上内服
内臓合併症があるとき	アシクロビル 10mg/kg を 8 時間ごとに点滴

　ほかには、ツァンク試験（Tzank test）という方法もあります。これは水疱をギムザ染色という特殊な染色をすることでウイルス性巨細胞を見つけにいく検査法です。ウイルス性巨細胞があれば、HSV か VZV のいずれかが診断できます。ただし、臨床的に HSV が関与しているのか VZV が関与しているのかについては、医師が判断する必要があります。

　何度も再発している患者さんは「ヘルペスっぽい症状」と自己診断して教えてくれますので（そして、その診断はほぼ合っている）、特に検査することなく臨床診断されていることが多いです。

性器ヘルペスの治療（表1）

　性器ヘルペスの治療は、初発、再発、再発抑制に分けて考えます。現在使用できる抗ヘルペスウイルス薬は何種類かありますが、服用回数が少なく、効果が高く、ジェネリックもある、ということでバラシクロビル内服がよく使用されるかと思います（日本で開発されたアメナメビルは肝代謝のため、腎機能障害のある患者さんにも使いやすいという特徴がありますが、2023 年現在、性器ヘルペスの急性期治療には保険適応外です）。バラシクロビルは、初発であれば 1 回 1,000mg を 1 日 2 回×5～10 日間ですが、再発であれば投与量と投与日数は少なめでよくて、1 回 500mg を 1 日 2 回×5 日間使用します。再発抑制療法は、さらに少量を長期間内服することになり、具体的には 1 回 500mg を 1 日 1 回×1 年以上内服します。

　1 年程度内服した時点で、さらに 1 年追加で内服するかどうか、患者さ

んと相談して決めます。再発抑制療法で、年単位で長期間、内服しても大きな副作用はありません[3]。とは言え、そもそも初感染が重症であるほど再発の頻度が高いことや[4]、初発時に早期に治療開始した方が再発頻度は低いことが示されているので[5]、性器ヘルペスは、見つけ次第さっさと治療開始するということが、再発頻度を減らす観点でも重要なのです。

patient initiated therapy とは？

　近年、再発時の苦痛を抑える方法として、patient initiated therapy（PIT、患者主導の治療）という方法が注目されています。性器ヘルペスが再発する際には、水疱などの他覚的な所見が出現する前に、患者自身が軽めの前駆症状（会陰部や下肢のだるさ、軽い痒みや熱感など）を自覚できることが多いので、その前駆症状の時点で治療を開始してしまおうという考え方です。性器ヘルペスが再発した患者のうち43〜53％程度で前駆症状を自覚するとされており、その頻度は HSV-1 より HSV-2 の方が高いとされています[6]。再発抑制療法は連日、長期内服するのに対して、PIT は前駆症状を自覚したときに限り内服するので、比較的お手軽に使用できるという利点があります。

　現在日本において保険適用で使用できる薬剤はバラシクロビルではなく、

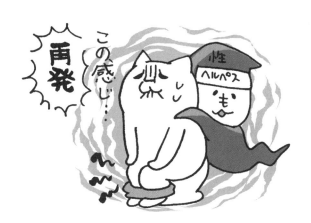

ファムシクロビルとアメナメビルの2種類で、再発性の口唇または性器ヘルペス患者で、かつ再発頻度が年間3回以上、最初の初期症状を正確に判断できる者が対象となっています。

　ファムシクロビルの場合、前駆症状が出現したら速やかに1回1,000mgを内服し、12時間後にもう1,000mgを内服し、それで終了です。アメナメビルの場合、前駆症状が出現したら速やかに1,200mgを1回だけ内服して終了です（表2）。いずれの薬剤も、前駆症状出現から遅くとも6時間以内の内服が推奨されており、それを過ぎてからの内服では効果は保証されません。もちろん、すでにヘルペスの発疹が出現している場合は、再発として治療すべきです。

いつからセックスしてよい？

　性器ヘルペスは水疱や潰瘍が痂皮化するまでウイルス排泄が続くと考えられていますので[7]、少なくともそれまではセックスは控えるべきでしょう。

　ところで、性器ヘルペスでは無症候性感染の人でも他者への感染性を有しますので、例えば現在何も症状がない目の前の人が実は無自覚にヘルペスウイルスを排泄している、なんてことも十分ありえるのです。どうですか？ これを聞くと、「もう怖くて誰ともセックスできない！」と考えるでしょうか？

　ここで登場するのが、やはりコンドームです。性器ヘルペスにおいては、コンドームの着用で男性→女性への感染リスクを96％も低下できるとされています[8]。ただ、残念ながら、女性→男性への感染リスクは65％低

表2　PIT の処方例

	投与量
ファムシクロビル	1回1,000mgを初回と12時間後に合計2回内服
アメナメビル	1回1,200mgを単回内服

（ファムビル®・アメナリーフ®のインタビューフォームより）

下にとどまりました。とは言え、65％低下なので、つけないよりつける方が感染リスクはグッと下がるのです。

　性器ヘルペスは、症状が出ているときは確実に悪さをしていると言えますが、無症状であってもウイルス排泄は続くため、油断はできません。無症状の人から感染した人がこれまた発症せずに無症状であれば、もはやどこからどのように感染が広がっていったのか、追跡することは不可能でしょう。性器ヘルペスは、その全容が見えにくい不思議な性感染症、といったイメージがピッタリではないでしょうか。

〈引用・参考文献〉
1）　Tuddenham S, et al. Diagnosis and Treatment of Sexually Transmitted Infections: A Review. JAMA. 2022;327(2):161-72.
2）　早川潤ほか. 新しい単純ヘルペスウイルス迅速検出キットの性能評価. 日本性感染症学会誌. 2021;23:119-23.
3）　Tyring SK, et al. Valacyclovir for herpes simplex virus infection: long-term safety and sustained efficacy after 20 years' experience with acyclovir. J Infect Dis. 2002;186 Suppl 1:S40-6.
4）　Benedetti J, et al. Recurrence rates in genital herpes after symptomatic first-episode infection. Ann Intern Med. 1994;121(11):847-54.
5）　Sawtell NM, et al. Early intervention with high-dose acyclovir treatment during primary herpes simplex virus infection reduces latency and subsequent reactivation in the nervous system in vivo. J Infect Dis. 2001;184(8):964-71.
6）　Corey L, et al. Genital herpes simplex virus infections: clinical manifestations, course, and complications. Ann Intern Med. 1983;98(6):958-72.
7）　LeGoff J, et al. Diagnosis of genital herpes simplex virus infection in the clinical laboratory. Virol J. 2014;11:83.
8）　Wald A, et al. Effect of condoms on reducing the transmission of herpes simplex virus type 2 from men to women. JAMA. 2001;285(24):3100-6.

6. 各論⑤　HIV 感染症
「死の病」から「慢性疾患」へ

HIV を知るにはまずは歴史を知ろう

　ヒト免疫不全ウイルス（human immunodeficiency virus；HIV）感染症というと、皆さんはどんなイメージを抱くでしょうか？　これはおそらく、時代によってイメージが大きく異なるかもしれません。

　HIV はそれ自体ですぐに死に至る感染症ではなく、CD4 陽性リンパ球に感染してその数を減らすことで、通常の免疫状態であれば発症しないような日和見疾患を起こし、その結果、致命的となる感染症です。免疫不全に起因する病気を起こす状態が後天性免疫不全症候群（acquired immunodeficiency syndrome；AIDS）、通称「エイズ」です。そう、HIV 感染症にかかった患者さんは HIV で死んでしまうのではなく、AIDS になってから死んでしまうのです。AIDS に伴う日和見疾患のうち、頻度が高いのがニューモシスチス肺炎（pneumocystis pneumonia；PCP）です。PCP 自体は、元々は低出生体重児や悪性腫瘍の患者で散見されることが知られていましたが、1981 年、米国疾病予防管理センター（CDC）の機関誌に、ゲイコミュニティの一部で PCP とサイトメガロウイルス感染症、口腔・食道カンジダに同時に罹患している患者が複数報告され、後天的な免疫不全を起こしているようだ、という報告がなされました[1]。今思えばこれは、HIV 感染症による AIDS なのですが、その時点では HIV の存在は確認できていませんでした。

　その後、1983 年にフランスのリュック・モンタニエ博士によって HIV が同定され、HIV と AIDS の研究は一気に進んだのでした。とは言え、HIV に対する抗ウイルス薬が認可されたのは 1987 年のジドブシンが最初

であり、しかもそのジドブシンだけでは長期的には HIV の耐性化により結局は免疫不全を防ぐことができず、「HIV ＝死の病」というイメージはもうしばらく付きまとうことになります。その後さまざまな新規抗 HIV 薬の開発は進み、1990 年代に入り 3 種類の抗 HIV 薬を同時に内服する「3剤併用療法」が登場したことで、体内の HIV を検出できないレベルにまで抑え込むことに成功しました。これにより、HIV 感染症は薬をきちんと飲み続けさえすれば天寿をまっとうできる「慢性疾患」へと変貌し、もはや死の病ではなくなったのです。

　この 3 剤併用療法は非常に効果が高かったことから当初はハート（highly active anti-retrovirus therapy；HAART）と呼ばれましたが、現在は highly に active なのが当たり前になったので、単に「ART」（アート、エーアールティー）と呼ばれます。

　さて、この ART のおかげで HIV 感染者が AIDS に進行することなく安全に過ごせるようになりましたが、実際には AIDS で亡くなる人はゼロにはなりませんでした。そしてその傾向は現代も続いています。なぜなら、HIV 感染症自体が無症状なので、自分が HIV に感染していることに気づ

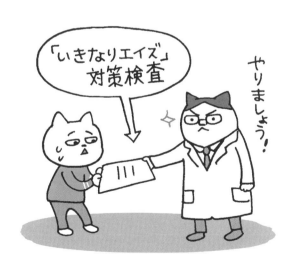

かず、知らない間に AIDS にまで進行してしまう人が未だ存在するからです。AIDS にまで進行し重篤な日和見疾患で臓器障害を起こしてしまうと、たとえ ART を開始したとしても後遺症を残したり、治療の甲斐なく死亡することもあります。この、いわゆる「いきなりエイズ」と呼ばれる状態を防ぐためには、無症状であっても HIV に感染している可能性がある人は積極的に検査を受けること、また、HIV が性感染症である特性を考えると、「HIV 以外の性感染症を診断したときには必ず同時に HIV のスクリーニング検査も行うこと」が非常に重要なのです。

HIV に感染したらどうなる?

さて、HIV 感染症全体の雰囲気をつかんだところで、実際に HIV に感染した場合、どのような臨床症状が出現するのか見ていきましょう。HIV 感染症は大きく 3 つの時期に分かれます。

① 急性 HIV 感染症

HIV に感染して 2〜4 週間後に、感染者の 65〜95％で急性 HIV 感染症を発症します（別名、急性レトロウイルス症候群とも呼ばれます）[2]。発熱、倦怠感、咽頭痛、咳、リンパ節腫脹など、まるで風邪のような症状を呈するのと、多くは軽症〜中等症でそこまで重症にならないため、診療した医師も最初は「まあ風邪でしょう、対症療法で様子を見ましょう」と判断してしまうかもしれません。採血でも白血球減少や血小板減少が見られることがありますが、これも「何らかのウイルス感染症でしょう」と片付けられてしまう可能性があります。時に、異型リンパ球が出現して伝染性単核球症を起こすこともありますが、伝染性単核球症と言えば、EB ウイルス、サイトメガロウイルスが有名ですので、伝染性単核球症なのに EB ウイルスもサイトメガロウイルスも陰性の場合には、必ず HIV 感染症の検査も行いましょう。急性 HIV 感染症には特異的な治療はなく、通常 1〜3 週間程度で自然に改善していきます。

②無症候性キャリア期

急性 HIV 感染症の時期を乗り越えると、その後は年単位で無症状の時期が続きます。ただし、本人は無症状でも CD4 陽性リンパ球は確実にその数を減らし続けており、未治療のままではいずれ必ず AIDS を発症します。しかも無症状の割に体内には大量のウイルスが存在するため、セックスを介した他者への感染性を有します。CD4 陽性リンパ球数が、日和見疾患を起こすほど低下する前のこの時期に、いかに HIV 感染を見つけるかが、予後を決める重要な分岐点とも言えます。

③ AIDS 期

これは先に説明したとおり、CD4 陽性リンパ球が極度に低下し、いよいよ免疫不全状態に起因するさまざまな特殊疾患を発症してくる時期です。一般に、CD4 陽性リンパ球が 200/μL を下回ると日和見疾患を発症すると言われており、CD4 陽性リンパ球数は免疫不全の重篤さと相関します（つまり、少なければ少ないほど重篤な日和見疾患を発症しやすくなる）。逆に言えば、通常の免疫状態では見られないような日和見疾患を診断したときには必ず HIV の検査を行う必要がある、ということです。AIDS 指標疾患と呼ばれる 23 の疾患があり、PCP が最も多く、次いでカンジダ（食道、気管・気管支・肺）、サイトメガロウイルス感染症が多く報告されています[3]。これら 23 疾患を 1 つでも診断した場合には、直ちに HIV スクリーニング検査を実施すべきなのです。

なお、たとえ日和見疾患を発症していない状態で診断できたとしても、CD4 陽性リンパ球が 200/μL 未満であれば PCP 予防に ST 合剤の予防内服を、50/μL 未満であれば非結核性抗酸菌症（MAC 症）の予防にアジスロマイシンを週に 1 回、内服することが推奨されています。

HIV 感染症の診断

　HIV 感染症の診断は、2 段階に分かれています。まずは感度の高いスクリーニング検査を行い、そこで陰性であれば HIV 感染症ではないと判断して OK です。ただしこれは主に無症候性キャリア期と AIDS 期の話であり、急性 HIV 感染症の場合、現在の検査キットでは感染してから 2 週間程度経ってからしか判定できないため、それより早期ではスクリーニング検査が陰性になることがありえます。よって、その場合は HIV-RNA 定量検査を提出します。とは言え、この HIV-RNA が検出できるのも感染から 10 日後以降ですので、「いつ感染した可能性があるか」という情報をもとに判断します。

　もしスクリーニング検査で陽性または判定保留になれば、次に確認検査に進みます。ここ、とっても重要なので強調しますが、「HIV スクリーニング検査陽性 or 判定保留 = HIV 感染症」ではないですし、「HIV スクリーニング検査陽性 or 判定保留 = HIV 感染症の可能性が高まった」でもありません！

　HIV スクリーニング検査はあまりに高い感度がゆえに、一定の割合で HIV 感染症に罹患していない人も陽性として拾ってしまいます（コラム参照）。よって、「HIV スクリーニング検査陽性 or 判定保留 = 追加の確認検査を行う対象」に過ぎないのです。

　HIV 感染症の確認検査は、以前はウェスタンブロット法による抗体検査が行われてきましたが、日本エイズ学会・日本臨床検査医学会による「診療における HIV-1/2 感染症の診断ガイドライン 2020 版」では、イムノクロマトグラフィー法を用いた新規の HIV-1/2 抗体確認検査法を用いることが推奨されています[4]。

HIV の治療

　HIV 感染症の治療には抗 HIV 薬を 3 剤併用することは先に述べました

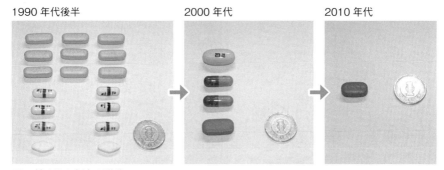

図　抗 HIV 療法の進歩（国立病院機構東埼玉病院・塚田訓久先生提供）

が、当初は非常に錠数も多く、服薬タイミングもバラツキがあり、患者さんたちの負担が大きかったのですが、薬の改良が進んだことで、2010 年代にはついに 1 日 1 回 1 錠内服するだけでよくなったため、服薬の負担は劇的に改善しました（図）。

　しかし抗 HIV 薬を使うにあたり、社会的な問題も少しはらんでいます。実は抗 HIV 薬は非常に高価であり、月の医療費は 20 万円を超えます。健康保険を利用して 3 割負担だとしても月に 7 万円程度かかるため、患者さんにとって大きな負担となります。そこで、免疫機能障害の身体障害者として申請することで月の負担額が 0〜20,000 円（所得に応じて変わります）で済む制度を利用することが勧められています。

U ＝ U とは？

　HIV 業界に携わったことのない人には馴染みがないかもしれませんが、HIV の領域では「U ＝ U」と呼ばれる画期的な HIV の新常識が広まっています。2010 年代頃から「ART によりしっかりとコントロールされた HIV 感染症患者からは、セックスを通じて他者に感染させることはないのでは？」という仮説のもと、エビデンスが多数積み重ねられ、ついには「ART を継続し、服薬アドヒアランスが良好で、血中のウイルス量も検出感度以下に抑えた状態が 6 カ月以上続いている人からは、（コンドームな

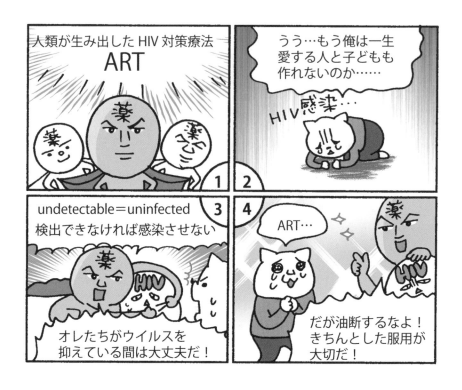

しでも）セックスを通じて他者に感染させることはない」という結論に達したのです[5]。これを世の中にわかりやすく伝えるために、U＝U（undetectable = uninfected：検出できなければ感染させない）とシンプルな言葉で表現されました。

　HIV感染症はわれわれ人類に甚大な被害と恐怖をもたらしました。しかし今では、定期的に服薬し続けさえすれば、もはやそれが原因で死に至ることはなく、また他者へ感染させることもなくなりました。

　私たち医療従事者は、過去の恐ろしいイメージにとらわれることなく、また一方で完全な撲滅に向けて気を緩めることもなく、この人類史に残る感染症と対峙し続けていかなければならないのです。

検査前確率によって陽性的中率は異なる

　HIV スクリーニング検査は、感度 100％、特異度 95％以上という、とてつもなく優秀な検査特性を持っていますが、そもそも検査というのは基本的には検査前確率を無視してはいけないものなのです。例えば、検査前確率が 10％（100 人に 1 人が HIV 感染症）の集団に検査した場合、スクリーニング検査陽性の人が HIV 感染症に罹患している可能性は 95.7％です。一方で、検査前確率が 0.01％（1 万人に 1 人が HIV 感染症）の集団に検査した場合、スクリーニング検査陽性の人が HIV 感染症に罹患している可能性はわずかに 1.96％です（※ Abott 社の CLIA 法キットのデータ：感度 100％、特異度 99.5％で計算）。ですので、誰彼構わず検査することは全く勧められず、臨床医学の基本どおり、事前に「HIV スクリーニング検査が必要な人かどうか」についてしっかり吟味してからオーダーすべきなのです。

表 1　検査前確率 10％の 10,000 人の集団を見た場合

	HIV 感染あり	HIV 感染なし	合計
検査陽性	1,000	45	1,045
検査陰性	0	8,955	8,955
合計	1,000	9,000	10,000

・陽性的中率＝ 95.7％
・陰性的中率＝ 100％

表 2　検査前確率 0.01％の 10,000 人の集団を見た場合

	HIV 感染あり	HIV 感染なし	合計
検査陽性	1	49.995	50.995
検査陰性	0	9,949.005	9,949.005
合計	1	9,999	10,000

・陽性的中率＝ 1.96％
・陰性的中率＝ 100％

知っておきたい日本の HIV の歴史 [6]

　HIV は性行為で感染しますが、血液中にも HIV は存在するため、当然のことながら輸血でも感染することがわかっていました。当時、その影響を大きく受けたのが血友病患者でした。血友病は、遺伝的に凝固因子が欠乏する病気であり、出血時、または出血の予防のために、凝固因子の入った血液製剤を定期的に輸血し続けなければなりません。その血液製剤は当時、米国から輸入した血液を使用した非加熱製剤でしたが、そこに HIV が含まれていたのです。結果、日本に約 5,000 人いる血友病患者のうち、1,435 人が血液製剤で HIV に感染し、572 人が AIDS で死亡しました。諸外国では AIDS を発症した多くの人はセックスが原因で感染した HIV によるものでしたが、日本の AIDS 患者の大半は血液製剤由来という、他に類を見ない状況だったのです。しかも、この非加熱製剤が HIV 感染のリスクになるとわかっていたにもかかわらず、加熱製剤に切り替えることなく非加熱製剤を使用し続けたとして、国を相手に訴訟が起こり、これがいわゆる薬害エイズ訴訟と呼ばれるようになりました。最初の提訴から実に 22 年の歳月を経て、2011 年 5 月 16 日に、最後の原告の和解が成立しています。

　基本的には「HIV と言えば性感染症」という理解でよいのですが、日本にはこのような HIV に関する悲しい歴史があったことも、ぜひ知っておいてください。

〈引用・参考文献〉
1) Centers for Disease Control. Pneumocystis pneumonia--Los Angeles. MMWR Morb Mortal Wkly Rep. 1981;30(21):250-2.
2) Robb M, et al; RV 217 Study Team. Prospective Study of Acute HIV-1 Infection in Adults in East Africa and Thailand. N Engl J Med. 2016;374(22):2120-30.
3) 日本医療研究開発機構 エイズ対策実用化研究事業「ART 早期化と長期化に伴う日和見感染症への対処に関する研究」班. 日本における HIV 感染症に伴う日和見合併症・悪性腫瘍の動向：2021 年データ解析. http://after-art.umin.jp/enq_hiyorimi.html
4) 日本エイズ学会, 日本臨床検査医学会. 診療における HIV-1/2 感染症の診断ガイドライン 2020 版（日本エイズ学会・日本臨床検査医学会 標準推奨法）. https://jaids.jp/wpsystem/wp-content/uploads/2020/10/guidelines.pdf
5) Prevention Access Campaign. https://preventionaccess.org/
6) 加藤茂孝. 人類と感染症との闘い：「得体の知れないものへの怯え」から「知れて安心」へ. 第 2 回「HIV/AIDS—チンパンジーから入った 20 世紀の病」. モダンメディア. 2014:60(9):277-93.

7. 各論⑥　新たな刺客、Mpox!

サル痘ではなく、エムポックス!

はじめに

　2019年12月から新型コロナウイルス感染症（COVID-19）のパンデミックに世界が震撼している最中、2022年5月頃から、これまで流行がなかった欧米諸国からサル痘と呼ばれる新興感染症の症例が相次いで報告されました。「コロナでも大変なのに、なんだよサル痘って…、またなんか始まんの??」とゲンナリした医療従事者も少なくなかったことでしょう。しかしその裏で、サル自身もゲンナリしていた可能性があることをご存じでしょうか？　なぜなら、サル痘を起こすサル痘ウイルスは、最初サルから発見されたため、「サル」の名が使用されましたが、実はサルだけでなくウサギやシカ、ネズミなどにも感染するため、サルの名だけ使用するこ

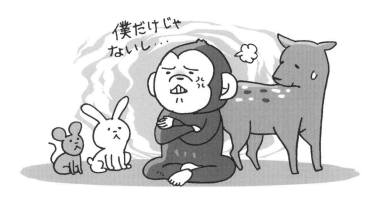

僕だけじゃ
ないし…

とは適切ではないからです。

　サル痘は、サル痘ウイルスによって引き起こされる全身性の感染症で、自然宿主はリスなどのげっ歯類とも言われていますが、真実はわかっていません。実際は「サルに感染することがある」程度なのに、まるでサルだけに感染してサルが悪者みたいな呼び方で「サル痘」と命名されてしまった悲しい経緯があるのですね（ある意味、サルも被害者！）。そんなサルをあわれんだかどうかは定かではありませんが、その後、「サルという言葉を外して、Mpox（エムポックス）でいきましょう」ということになりました（実際はサル痘という名称が感染した人のスティグマになったり、感染経路が誤解されて広まるリスクが高いと判断されたためです）。厚生労働省でも、令和5年5月26日に「サル痘」から「エムポックス」へと感染症法上の名称が変更されました[1]。

Mpox はどこから来たのか？

　Mpox はもともと 1970 年にザイール（現在のコンゴ民主共和国）で初めて報告されました。Mpox には主に 2 つの系統が存在し、1 つはコンゴ盆地クレードと呼ばれる系統で、中央アフリカ共和国、コンゴ民主共和国、南スーダンなどで流行しており、その致命率はなんと 10％と、ちょっとシャレにならないくらい高い系統です。もう 1 つは西アフリカクレードと呼ばれる系統で、ナイジェリア、シエラレオネなどで流行しており、こちらの致命率は 1％と報告されています。今回の世界的な流行をはじめ、アフリカ外への輸出例は主にこの西アフリカクレードですので、コンゴ盆地クレードが流行するよりはだいぶマシな状況と言えます（なお、クレードとは、共通の祖先から受け継いだ特徴を有する生物学的分類や種のことを言うそうです）。

　近年、世界的に Mpox の報告が増加傾向にありますが、これは天然痘ウイルスのワクチンを接種しなくなった影響ではないかとの仮説があります。Mpox ウイルスは天然痘ウイルスと近縁で、Mpox の予防には天然痘

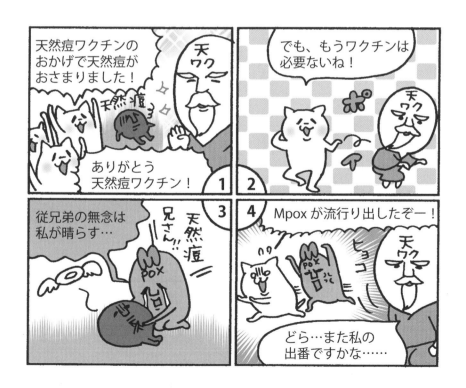

ワクチンが有効です。実際に、Mpox に曝露した後、4日以内に天然痘ワクチンを接種することで、Mpox の発症を約85%抑えられることが報告されています[2]。

　つまり、天然痘ワクチンを皆が接種している時代は、同時に Mpox も抑えられていた可能性が高く、1980年に天然痘が世界から根絶されて皆が天然痘ワクチンを接種しなくなってからは、Mpox は着実に感染者数を伸ばし続けてきたという可能性が考えられています（ちなみに、天然痘のワクチンは天然痘ウイルスを使用しているのではなく、同じオルソポックス属のワクチニアウイルスというウイルスを弱毒化して作成されます）。

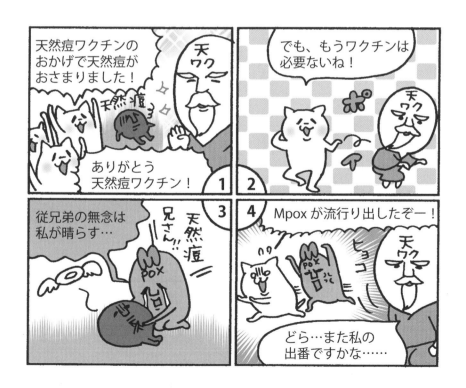

Mpox がなぜ性感染症の本に登場するのか？

　Mpox は基本的に接触感染により動物 − ヒト感染しますが、同様の経路でヒト − ヒト感染も起こします。2022 年 5 月に英国から、ナイジェリア渡航後の Mpox 患者が発生し、その後、その患者とは全く関連のない MSM（men who have sex with men）4 名の間で Mpox が報告されました。以降、世界的に流行し、2023 年 5 月 23 日時点で、87,000 人以上の症例が報告されています（図）[3]。大多数が男性ですが、女性や小児での報告もあります。

　今回の流行では MSM の人たちが流行の大多数を占めたことで、性感染症として対応するべき感染症として認知されるに至りました。直接の粘膜の接触もそうですが、Mpox に感染した人の精液からは数週間にわたって Mpox ウイルスが検出されたとの報告もあり [4]、精液曝露からの感染も示唆されています。

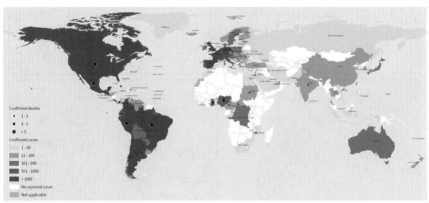

図　世界的な Mpox の報告数

（Geographic distribution of confirmed cases of mpox reported to or identified by WHO from official public sources from 1 January 2022 to 24 April 2023 17:00 CEST）

Mpox の臨床的特徴

　Mpox の潜伏期間はおよそ6〜13日程度（最大21日）で、主に発熱、頭痛、リンパ節腫脹などが5日間程度持続し、発熱から1〜3日後に発疹が出現します。発疹は口腔内から発生し、次第に顔、体幹、四肢（手掌・足底を含む）へと広がっていきます。最初の1〜2日間は紅斑、丘疹、小水疱が見られ、5〜7日目には膿疱となり、7〜14日目には痂皮化します。基本的には同じ時期には同じ性状の皮疹が出現します。典型的には、このような経過が見られるのが Mpox の特徴でした[5]。

　ところが、今回の MSM を中心とした流行では、発熱、頭痛、リンパ節腫脹といった全身症状の頻度が低かったり、全身性の発疹が見られずに肛門や性器、口腔粘膜に皮疹が限局したり、異なる性状の皮疹が同時に存在したりと、今までの特徴とは異なる経過をたどる例が多く報告されました[6~7]。その他、梅毒、淋菌、クラミジアといったほかの性感染症との重複感染も報告されています。幸い、Mpox の多くは軽症で、2〜4週間程度で自然に改善します。中には死亡例もありますが、基本的には、基礎疾患に免疫不全があったり、ウイルス性脳炎などの重篤な合併症を起こした例に限られ、多くは自然に軽快するので過度な心配は不要です。

　2023年現在、Mpox 診断のための簡便な検査キットなどは販売されておらず、Mpox の診断では皮膚病変の検体に対する PCR 検査が必要です。ただし、現時点では Mpox の PCR 検査はコマーシャルベースでは認められていないため、基本的には最寄りの保健所に相談することになります。また、Mpox は感染症法の4類に分類されていますので、診断した場合は医師の届出義務があります。

　Mpox の治療では、基本的には対症療法を行います。頭痛、筋肉痛、肛門痛などの痛みが強い場合はアセトアミノフェンや NSAIDs などで対処します。特異的な治療として、欧米ではテコビリマットという抗ウイルス薬も使用されていますが、日本では2023年現在、特定臨床研究が実施さ

れている最中です。その他、実験室レベルではシドフォビルやブリンシド
フォビルといった抗ウイルス薬の有効性が期待されています。

Mpox の感染対策

　Mpox では発症後から、すべての皮疹が消失して新しい正常な皮膚に覆
われるまでの間（おおむね 21 日間程度）、感染対策を継続する必要があり
ます。Mpox は日常生活の中で空気感染を起こすことは確認されていない
ため、診断が確定したら、基本的には飛沫感染対策と接触感染対策でもよ
いと思われますが、初期には見た目が水痘と鑑別がつかないため、空気感

表　Mpox を疑うとき（厚生労働省）[9]

①少なくとも次の 1 つ以上の症候を呈している
・説明困難[*1]な急性発疹（皮疹または粘膜疹） ・発熱（38.5℃以上） ・頭痛 ・背中の痛み ・重度の脱力感 ・リンパ節腫脹 ・筋肉痛 ・倦怠感 ・咽頭痛 ・肛門直腸痛 ・その他の皮膚粘膜病変
②次のいずれかに該当する
・発症 21 日以内に複数または不特定の者と性的接触があった。 ・発症 21 日以内に Mpox の患者、無症状病原体保有者または①を満たす者との接触[*2]が 　あった。 ・臨床的に Mpox を疑うに足るとして主治医が判断をした。

＊1：水痘、風疹、梅毒、伝染性軟属腫、アレルギー反応、その他の急性発疹および皮膚病変を呈する
　　　疾患によるものとして説明が困難であることをいう。ただし、これらの疾患が検査により否定さ
　　　れていることは必須ではない。

＊2：適切な防護具の着用なしで、Mpox 患者の創傷を含む粘膜との接触、寝食を共にする家族や同居
　　　人、正常な皮膚との接触、1m 以内の接触歴（接触時間や会話の有無など周辺の環境や接触の状
　　　況など個々の状況から感染性を総合的に判断する）

染対策でスタートすることが推奨されています[8]。患者を換気良好な部屋に移し、医療従事者は N95 マスク、手袋、ガウン、アイシールドを着用しましょう。水疱を含む皮疹部分はガーゼなどで被覆するとよいでしょう。

リネン類は通常の洗剤での洗濯は可ですが、リネンに付着した Mpox ウイルスによる二次感染を防ぐため、リネンを扱う人は頻回の手指衛生が必要です。Mpox の患者さんが滞在した環境表面は通常の清掃を行い、その後、消毒用エタノールなどで清拭します。

なお、Mpox が疑われる人、Mpox と診断された患者さんには不織布マスクを装着してもらいましょう。

Mpox 疑い例および接触者に関する暫定症例定義

Mpox はその症状から、梅毒や性器ヘルペス、水痘などに類似するため、臨床症状のみでの鑑別が難しい場合があります。とは言え、疑わない限りは診断につながりませんので、まずは疑うことが重要です。Mpox は厚生労働省から、表に示す①と②の両方を満たした場合に疑うことが提案されています（令和5年5月26日最終改正）[9]。

〈引用・参考文献〉
1) 厚生労働省. エムポックスについて. https://www.mhlw.go.jp/stf/seisakunitsuite/bunya/kenkou/kekkaku-kansenshou19/monkeypox_00001.html
2) Fine PE, et al. The transmission potential of monkeypox virus in human populations. Int J Epidemiol. 1988;17(3):643-50.
3) WHO. Multi-country outbreak of mpox. https://www.who.int/docs/default-source/coronaviruse/situation-reports/20230202_mpox_external-sitrep-15.pdf
4) Lapa D, et al; INMI Monkeypox Study Group. Monkeypox virus isolation from a semen sample collected in the early phase of infection in a patient with prolonged seminal viral shedding. Lancet Infect Dis. 2022;22(9):1267-1269.
5) Titanji BK, et al. Monkeypox: A Contemporary Review for Healthcare Professionals. Open Forum Infect Dis. 2022;9(7):ofac310.
6) Patel A, et al. Clinical features and novel presentations of human monkeypox in a central London centre during the 2022 outbreak: descriptive case series. BMJ. 2022;378:e072410.
7) Thornhill JP, et al; SHARE-net Clinical Group. Monkeypox Virus Infection in Humans across 16 Countries - April-June 2022. N Engl J Med. 2022;387(8):679-91.
8) 国立感染症研究所, 国立国際医療研究センター国際感染症センター. エムポックス患者とエムポックス疑い例への感染予防策. https://www.niid.go.jp/niid/images/cfeir/mpox/230526_mpox.pdf
9) 厚生労働省健康局結核感染症課. エムポックスに関する情報提供及び協力依頼について. https://www.mhlw.go.jp/content/001101174.pdf

8. 性感染症の予防
3つの有効な個人の感染予防策

はじめに

　性感染症は感染した人への肉体的・精神的・社会的負担が増えるだけでなく、他者へと感染させてしまうことが大きな問題の一つです。加えて、セックスで感染することを悪いイメージとして捉える世の中の風潮も時に感染した人を苦しめています。いろんな性感染症に無症候性感染がある以上、感染リスクがゼロの人なんてほとんどいないんですけどね（自分の感染リスクがゼロだと思っている人はいるかもしれませんが）。

　2019年末から新型コロナウイルス感染症が流行した影響で、全世界の人が改めて感染対策・予防に関心を持ったと思います。手洗い、マスク、換気、そしてワクチン接種など、さまざまな感染予防策について改めて認知されたのはパンデミックという不幸中のわずかな幸いなのかもしれません。もちろん、性感染症にも、ほかの感染症同様、有効な予防策がいくつかあります。

　言うまでもありませんが、性感染症を予防するのに最も有効な予防策は、もちろんセックスをしないことです！（アタリマエ…）

　ただ、それは現実的ではないので、医療従事者として、セックスをする前提での性感染症予防策については知っておく必要があります。性感染症予防は、集団の予防と個人の予防に分けて考えます。集団の予防は、スクリーニング検査や定期検査などで無症状の患者を見つけ出して治療につなげること、1人の性感染症患者を診療したときにパートナーの治療も同時に行うこと、性教育で性感染症の啓発も行うことなどが挙げられます。そして、個人の予防には、①ワクチン接種、②コンドーム使用、③予防内服

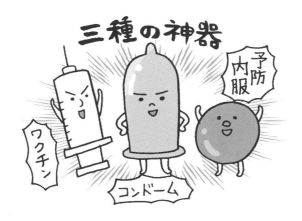

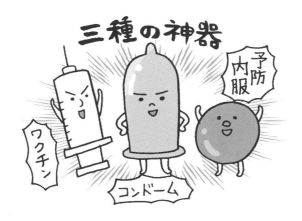

（曝露前、曝露後）の3つがあります。

ワクチン接種(表1)

　2023年現在、性感染症のうちワクチンで予防可能なものはA型肝炎（Hepatitis A virus；HAV）、B型肝炎（Hepatitis B virus；HBV）、ヒトパピローマウイルス（human papilloma virus；HPV）感染症の3つです。

A型肝炎

　A型肝炎は、HAVに汚染された水や食物を介して経口感染する開発途上国の病気というイメージがあるかもしれませんが、HAVは糞便中に含まれるウイルスですので、肛門→口の経路を伴う性行為により、ヒト−ヒト感染しうるのです。実際に、2018年に全国的なA型肝炎のアウトブレイクがあった際、大阪市で報告された30例のA型肝炎患者のうち、性的接触が原因だったのは25例（83%）で、25例のうち22例（88%）がMSM（men who have sex with men）でした[1]。

　これはやはり、MSMのセックスが肛門を使用する以上、どうしても糞口感染のリスクが高まるという特性を示しています。

　A型肝炎に罹患したとしても多くの人は症状が軽く、対症療法で自然

表 1　性感染症予防のためのワクチン

	HPV ワクチン*	HBV ワクチン	HAV ワクチン
接種量・方法	0.5mL を筋注	0.5mL を筋注	0.5mL を筋注
接種間隔	15 歳未満：0、6 カ月 15 歳以上：0、2、6 カ月	0、1、6 カ月	0、2〜4 週、6 カ月
主な商品名	シルガード 9®	ビームゲン® ヘプタバックス®	エイムゲン®

* HPV ワクチンのうち、今までのガーダシル®やサーバリックス®は年齢にかかわらず 0、2、6 カ月の 3 回接種が必要だった。シルガード 9® は 15 歳未満で初回接種した場合は、2 回接種で OK である。

に改善しますが、高齢者や免疫不全状態の人、肝臓などに基礎疾患がある人では重症化するリスクがあります。幸い、A 型肝炎には効果の高いワクチンがあります。日本では定期接種に組み入れられていませんが、任意で接種することは可能で、具体的には 0、2〜4 週間後、6 カ月後の合計 3 回接種することで年単位の防御抗体価が維持されます。日本と違い、米国疾病対策管理センター（CDC）では 12〜23 カ月の小児にルチーンで A 型肝炎ワクチンを接種することを推奨しています[2]。

　なお、A 型肝炎が性感染症であるのと同じ理屈で、例えば腸管出血性大腸菌や赤痢菌、サルモネラ、キャンピロバクター、赤痢アメーバなども糞口感染を契機とした性感染症としての側面を持っています。

B 型肝炎

　HBV は血液や体液で感染伝播するので、もちろん性行為でも感染しますが、針刺しや輸血関連で感染するイメージの方が未だ強いのではないでしょうか。以前は日本でも予防接種時の針を使い回したりしていた時代があるので血液を介した感染が多かったのですが、近年は性行為による感染が多くを占めるようになってきており、2016〜2022 年に急性 B 型肝炎を起こした 1,410 例のうち、70% が性行為関連だったと報告されています[3]。性行為関連で感染した B 型肝炎症例の内訳は、女性では異性間接触が 85

％、同性間接触が 1.9％とほとんどが異性間接触だったのに対して、男性では異性間接触が 56％、同性間接触が 30％と、同性間接触の多さが特徴的でした。

　ちなみに、HBV は性行為や血液関連の感染だけでなく、汗や唾液、涙などの体液でも感染伝播するほど感染力が強いため、過去には相撲部[4]やアメフト部[5]などコンタクトスポーツを行う部活動内での B 型肝炎のアウトブレイク事例も報告されています。

　このように、社会生活を送る中で HBV の曝露を完全に避けることは困難なので、HBV ワクチンはすべての人に接種が推奨されるワクチンなのです。日本でも 2016 年 10 月から小児への定期接種ワクチンとなったため、今後はさらに HBV 患者が減少していくことが期待されます。

HPV 感染症

　HPV は感染しただけでは急性の症状を呈することはありません、一部の型による持続感染により子宮頸がんや咽頭がん、肛門がんなどを引き起こすので、これまた間違いなく世の中のすべての人に接種が勧められるワクチンです（本章 4「ヒトパピローマウイルス感染症とワクチン」参照）。

コンドーム

　コンドームはセックスの際に最もよく使用される予防ツールであり、性感染症予防と避妊といった 2 つの効果を同時に期待できるすぐれものです。海外の性感染症ガイドラインなどでは、そんなコンドームのことを「multipurpose prevention technologies（MPT）」と呼んだりします。避妊効果の高い低用量ピルで避妊はできても性感染症予防はできないですし、後述する予防内服で性感染の予防はできても避妊はできないのです。

　コンドームには男性用コンドーム（通称：external condom）もあれば、女性用コンドーム（通称：internal condom）もあり、さらにはオーラルセックス用コンドーム、アナルセックス用コンドームなど、その用途ごと

表2 性感染症ごとの男性用コンドームによる予防効果

	梅毒[6]	淋菌[6]	トリコモナス[6]	性器ヘルペス[7]*	HIV[8]
感染リスク	61%低下	39%低下	56%低下	91.5%低下	72%低下

＊男性→女性への感染に限ったデータ

に細分化されていますが、一般にコンドームと言えば、やはり男性のペニスに被せるタイプのことを指すでしょう。

　コンドームの予防効果は研究に参加した人たちの背景や性感染症の種類によって異なることがわかっています（表2)[6~8]。コンドームの予防効果を調査した研究については、使用者の居住地域や国、性的指向などによって結果にバラツキがありますが、総合的には効果は大きいと考えてよいと思います。

予防内服

　性行為によって病原体に曝露された後、感染が成立するまでにはタイムラグがあります。もしも病原体が体内に入ったとしても、その病原体を死滅させる薬剤の血中濃度を事前に高めておけば、感染が成立せずに済むのでは…？　そんな考えのもと考案されたのが、予防内服という方法です。予防内服には、曝露前予防と曝露後予防という2つの方法があり、現時点でそのエビデンスの中心になっているのがHIV感染症です。

HIV 感染症の曝露前予防（PrEP）

　定期的に抗HIV薬を内服することでHIV感染を防ぐ方法で、pre-exposure prophylaxis（PrEP：プレップ）と呼ばれます。PrEPの具体的な内服方法で最もエビデンスが集積されているのがエムトリシタビン／テノホビル（TDF/FTC）（ツルバダ®）を1日1回1錠内服し続ける方法で、約86%の予防効果が報告されています[9]。また、性行為の2〜24時間前に2錠内服し、その後1日1錠を2日間内服し、この合計3日間の内服をリスクのある性行為を行うたびに繰り返す on demand PrEP という方法

があり、こちらも約86%の予防効果が報告されています[10]。

　TDF/FTC による PrEP は大きな副作用もなく安全に長期間内服できますが、$eGFR < 60mL/min/1.73m^2$ の場合には TDF/FTC は禁忌です。また、PrEP 開始時にすでに HIV に罹患している場合、もしもそれに気づかずに内服を開始してしまうと薬剤耐性 HIV を誘導してしまい、HIV 感染症自体の治療を難しくしてしまうため、PrEP 開始時には必ず HIV のスクリーニング検査を行い、現時点で感染していないことを確認する必要があります。

HIV 感染の曝露後予防（PEP）

　HIV 感染症の予防内服にはもう一つ、曝露後予防（post-exposure

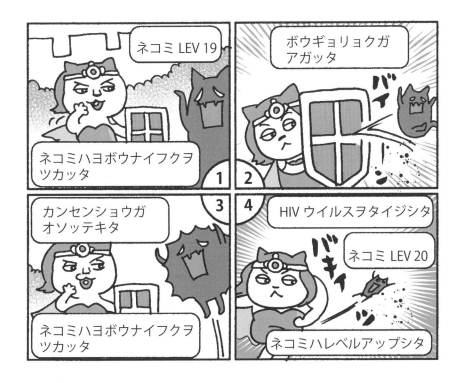

prophylaxis；PEP、ペップ）があります。主に HIV に感染する可能性のある性行為または針刺しなどによる体液曝露から 72 時間以内に抗 HIV 薬を内服することで、感染を防ぐ方法です。日本では医療従事者における針刺し等の HIV 曝露に対する予防のための、労働災害の対応として普及しています。職業曝露のものを単に PEP または occupational PEP（oPEP）と呼び、それ以外での曝露を non-occupational PEP（nPEP）と呼びます。

　内服薬は、具体的にはエムトリシタビン／テノホビル（ツルバダ®）1錠とラルテグラビル（アイセントレス®）1錠を併用して 28 日間内服し、第 4 世代の HIV 抗原・抗体検査を利用しての 0、4〜6 週間後、3 カ月後の検査フォローで陰性であればフォロー終了です[11]。

　この PEP は、適切に内服すれば理論上、HIV に感染することはないとされています。

ドキシサイクリンによる PrEP/PEP

　HIV 以外の性感染症に対する PrEP/PEP はあまりデータがありませんが、近年、ドキシサイクリン（DOXY）による PrEP/PEP がいくつかの研究で試みられています。

　例えば、梅毒の既往と HIV 感染のある MSM 患者を、DOXY 100mg/ 日を 48 週間連日内服する群としない群に分け、性感染症の罹患率を比較した Bolan らの「PrEP」では、DOXY 投与群では対象群と比較して梅毒、淋菌感染症、クラミジア感染症のいずれかの頻度を 73％減少させました[12]。また、MSM とトランスジェンダー女性（身体は男性）にコンドームを使用しないセックス後 24〜72 時間以内に DOXY 200mg を内服してもらい、内服しない群との性感染症の罹患率を比較した Molina らの「PEP」では、クラミジア感染症と梅毒のいずれかの発生を 47％減少させました[13]。このように、DOXY に改めて注目が集まっており、現在も DOXY による性感染症予防のデータ集積のための別の study が遂行中で、新たな知見が待たれています。

〈引用・参考文献〉

1) 2018 年の A 型肝炎アウトブレイクにおける感染経路の特徴：大阪市．IASR．2019;40(9):153-4.
2) Nelson NP, et al. Prevention of Hepatitis A Virus Infection in the United States: Recommendations of the Advisory Committee on Immunization Practices, 2020. MMWR Recomm Rep. 2020;69(5):1-38.
3) 急性 B 型肝炎　2016〜2022 年．IASR．2023;44(3):33-4.
4) Bae SK, et al. Sequential occurrence of acute hepatitis B among members of a high school Sumo wrestling club. Hepatol Res. 2014;44(10):E267-72.
5) Tobe K, et al. Horizontal transmission of hepatitis B virus among players of an American football team. Arch Intern Med. 2000;160(16):2541-5.
6) Levine WC, et al. Decline in sexually transmitted disease prevalence in female Bolivian sex workers: impact of an HIV prevention project. AIDS. 1998;12(14):1899-906.
7) Wald A, et al. Effect of condoms on reducing the transmission of herpes simplex virus type 2 from men to women. JAMA. 2001;285(24):3100-6.
8) Giannou FK, et al. Condom effectiveness in reducing heterosexual HIV transmission: a systematic review and meta-analysis of studies on HIV serodiscordant couples. Expert Rev Pharmacoecon Outcomes Res. 2016;16(4):489-99.
9) McCormack S, et al. Pre-exposure prophylaxis to prevent the acquisition of HIV-1 infection (PROUD): effectiveness results from the pilot phase of a pragmatic open-label randomised trial. Lancet. 2016;387(10013):53-60.
10) Molina JM et al; ANRS IPERGAY Study Group. On-Demand Preexposure Prophylaxis in Men at High Risk for HIV-1 Infection. N Engl J Med. 2015;373(23):2237-46.
11) 水島大輔．PEP/PrEP について：東京オリンピックに向けた課題．日本エイズ学会誌．2019;21(1):7-11.
12) Bolan RK, et al. Doxycycline prophylaxis to reduce incident syphilis among HIV-infected men who have sex with men who continue to engage in high-risk sex: a randomized, controlled pilot study. Sex Transm Dis. 2015;42(2):98-103.
13) Molina JM, et al; ANRS IPERGAY Study Group. Post-exposure prophylaxis with doxycycline to prevent sexually transmitted infections in men who have sex with men: an open-label randomised substudy of the ANRS IPERGAY trial. Lancet Infect Dis. 2018;18(3):308-17.

9. 診察室での コミュニケーション
真剣な表情で、淡々と、でも丁寧な説明を

性交渉歴はいきなり聴き始めてはいけない

　普段の診療において、性感染症の可能性を考えたときに聴取するのが性交渉歴です。ただし、性交渉歴は極めてプライベートな情報であるため、いきなり聴取するのではなく、まずはプライバシーの保たれた環境を準備してから聴取する必要があります。

　もし相手が未成年の場合、親が一緒に診察室に入ることがあるでしょうし、未成年でなくても、もしかしたらパートナーが一緒に付いてきているかもしれません。それでも、性交渉歴は本人だけのプライベートな情報なので、必ず本人以外の人には退席してもらってから聴取するようにしましょう。

「もう少しご本人から話を伺いたいので、いったん外でお待ちいただいてもよろしいですか?」

　もしこれでも退室しない場合、こんな言い回しもあります。

「今からご本人の体を診察するので、いったん外でお待ちいただいてもよろしいですか?」

　もちろん、身体診察はします。診察しながら性交渉歴も聴取するのです。たいていはこの言い方で、私たちと患者本人とだけのプライベートな空間

を作ることができます。万一、これでも絶対に退室しようとしない家族
or パートナーがいるようでしたら、本人に何か検査をオーダーして、検
査に回っている途中で同行者から離れたタイミングを見計らって聴取する
しかないですが、幸い私は今までそんな事態に遭遇したことはありません。

性交渉歴を聴取する前に

さて、いよいよ本人から性交渉歴を聴取できる空間を確保できたとして
も、まだいきなり聴取してはいけません。なぜなら、繰り返しになります
が、性交渉歴は極めてプライベートな情報だからです。よほどの理由がな
い限り、いきなり他人の性行為について根掘り葉掘り聞くことなんて、日
常生活ではありえませんよね？（というか、フツーにセクハラ案件です）

よって、性交渉歴を聴取する前に、なぜそんなプライベートな質問をす
るのか、その理由について説明しましょう。

**「診療に必要な情報なので、プライベートな質問をしてもよろしいでし
ょうか？」**

**「○○さんの症状は内科の病気で起こることもあれば、性行為に関連し
た感染症で起こることもあるんです。なのでお聞きしますが…」**

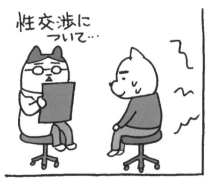
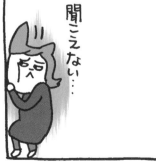

と、導入部分はこんな感じです。性交渉歴は、誰もが聴取されて嬉しい病歴ではないので、真剣な表情で、でも淡々と、私たちがなぜ性交渉歴を聞きたいのかについて、丁寧に説明します。

性交渉の相手は？

「最近、異性との性交渉はありますか？」

　あっ、これはいけません。
　「異性との性交渉の有無を尋ねる」。一見、問題ないように見えますが、場合によってはこのセリフは診療の幅を狭め、正確な診断・治療から遠ざかるきっかけになってしまうかもしれないのです。
　厚生労働省の令和3年度の性感染症報告数によると、日本における主な性感染症の新規患者の男女比は、性器クラミジア1.1：1、性器ヘルペス1：1.7、尖圭コンジローマ1.7：1、淋菌感染症3.5：1、梅毒1.9：1でした。性器ヘルペスを除くすべてにおいて、男性の方が罹患数は多いのですね。男性の方が多い理由は、おそらく性風俗店で1人の女性から複数の男性に感染機会がもたらされていることや、男性同士の性交渉などが影響しているのかもしれません。同年のヒト免疫不全ウイルス（HIV）感染症では、なんと男女比8：1です！　その内訳を見ると、男性20,640名のうち14,213名（68.8％）が同性間接触でした[1]。
　何が言いたいかおわかりでしょうか？
　そう、ゲイやレズビアンの人たちの多くは「異性」とではなく「同性」とセックスするので、「異性との性交渉はありますか？」という聞き方は適切ではないのです。もしかしたら、「あ、この人、セックスは異性間でしかしないと思い込んでる人だ。同性間でセックスする私たちのことなんて頭にないんだろうな。偏見とか持ってそうだから、あまり詳しくは話さないでおこう」と心を閉ざしてしまうかもしれません。また、バイセクシュアルの人は異性も同性も対象になりうるので、異性と限定されると答え

にくくなるかもしれません。

　2019年1月に実施された「大阪市民の働き方と暮らしの多様性と共生にかんするアンケート」では、ゲイの割合は男性の1.3％、レズビアンの割合は女性の0.3％でした[2]。よって、性交渉歴の相手を聞くときの尋ね方は、

「性行為の相手は男性ですか？　女性ですか？　それとも両方ですか？」

の一択です！

いつのセックスまで遡ればよいか？

　さて、性感染症には潜伏期間がありますが、その種類によって日の単位であったり週の単位だったりします。梅毒やHIV感染症のように、いったん症状が出ても自然に消失し、その後、年単位で潜伏するものもあります。急性期の症状診断という点では、2期梅毒の最大潜伏期間まで考慮して、だいたい90日（3カ月）以内くらいの性交渉歴の有無について、まずは尋ねるとよいでしょう。

「ここ3カ月以内くらいで、性交渉（セックス）はありましたか？」

　性感染症罹患リスクを考えると、コンドーム使用の有無も併せて聞いておきたいので、

「ここ3カ月以内くらいで、コンドームを使わない性交渉（セックス）はありましたか？」

と同時に聞いてもよいでしょう。

その上で、

「直近ではいつになりますか？」

と聞くと、潜伏期間の推定に役立ちます。

罹患臓器はどこか？

さて、Japan Sex Survey 2020 では、セックスの際の主な避妊方法はコンドームが堂々の１位です。コンドームは避妊だけでなく性感染症予防にも有用なツールですが、梅毒や性器ヘルペス（特に女性→男性）など、コンドームを使っていても感染が防ぎきれない性感染症も存在するので、「コ

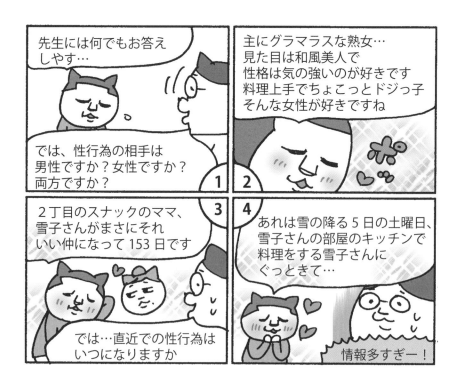

ンドームを使っていたから性感染症の可能性はない」と考えてはいけません。

　また、オーラルセックスではコンドームが使用されないことが多いのですが[3]、オーラルセックス（フェラチオ）でも咽頭に感染したり、逆に咽頭からペニスに感染したりします。さらに、アナルセックスがあれば肛門や直腸に病変を作ることがありますので、セックスの型（プレイスタイル）についても詳しく聴取する必要があります（というか、正確な罹患臓器の推定には聴取するしかない）。

　とは言え、「オーラルセックスとかフェラチオとかアナルセックスとか、表現がダイレクトすぎて口に出すことがはばかられます…」という人もいるかと思いますので、日本式にオブラートに包みながら聴取するならば、

「性器が口やのど（や肛門）に触れる行為があれば、そこに性感染症の病変を作ることがあるのですが、そのような行為はありましたか？」

　といった感じで聞いてみてもよいでしょう。もちろん、性交渉歴の聴取に慣れており、また、目の前の患者さんとすでにラポールが形成されている場合や、そもそも患者さんが性に関する用語を抵抗なく話せるようであれば、

「その人とのプレイはどんな感じでした？　アナル、フェラは？　ゴムはつけましたか？」

　といったラフな感じで聴取してもよいでしょう[4]。あくまで関係性次第ですが。

性交渉歴の5Pと3P

　米国疾病予防管理センター（CDC）からは「5P」という性交渉歴を聴取する際の5つのポイントがまとめられていますが（表1）5)、これをそのまますべて聴取する必要はなく、日本の、自分が今診療している地域の実情に合わせて聴取すればよいと思います。中でも、パートナー（partner：パートナーの性別、人数など。パートナー治療は次の感染者を生まないために重要）、プラクティス（practice：どの部位を使ってプレイしたか、コンドームの有無など）、性感染症の罹患歴（past history：あれば、ほかの性感染症の無症候性感染が合併している可能性が高まる）と

表1　性交渉歴を聴取する際の5P（米国疾病予防管理センター）

Partners	・あなたは最近セックスをしましたか？ ・あなたのパートナーの性別は何ですか？
Practices	・どのような性的接触がありましたか？ ・ペニスを腟に入れる／直腸・肛門に入れる／ペニスに口をつける／ヴァギナに口をつけるセックスはありますか？
Protection from STIs	・あなたとあなたのパートナーは性感染症やHIVの予防について話し合っていますか？ ・検査を受けることについて話し合っていますか？ ・どのような予防方法を使用していますか？　どのような状況でコンドームを使用しますか？
Past history of STIs	・過去にSTIsやHIVの検査を受けたことがありますか？ ・過去にSTIsと診断されたことがありますか？ ・パートナーの中にSTIsにかかった人はいますか？ ・パートナーは薬物を注射したことはありますか？ ・ほかに性に関することで何か質問はありますか？
Pregnancy intention	・将来、挙児希望はありますか？ ・妊娠を防ぐことは、あなたにとってどれくらい重要ですか？ ・あなたとパートナーは避妊薬の使用やその他、どのように妊娠をコントロールしていますか？ ・妊娠を防ぐ方法について話し合いたいですか？

STIs：sexually transmitted infections

（文献5より転載）

表2　筆者が提唱するとりあえず聴取すべき3P

Partners	・性交渉の相手は男性？　女性？　両方？ ・パートナーの人数は？ ・パートナーには、あなた以外のパートナーがいますか？
Practices	・口、性器、肛門を使った性行為はありましたか？ ・コンドーム装着の有無や頻度はどうですか？
Past history of STIs	・過去にSTIsの既往はありますか？（本人もパートナーも） ※過去に感染したが無症候のまま現在に至っている性感染症の可能性も考慮する。

いった3つのP、すなわち「3P」が特に重要だと筆者は考えています（表2）。

　性感染症診療では「1人の患者を診断したら、必ずもう1人以上の患者が存在する」と言われますが、性感染症が自然発生することはなく、必ずセックスした相手から感染するので、目の前の患者を診療した際には、同時にパートナー治療まで勧めるべきです。また、今回診断した性感染症以外の、ほかの性感染症が無症候性に同時感染している可能性もあるため、必ずほかの性感染症をスクリーニングすることもお忘れなく。

　少なくとも、採血でHIVスクリーニング検査、RPR/TPLA検査、HBs抗原検査などを行うとよいでしょう。C型肝炎ウイルス（HCV）も性行為で感染しますが、特にmen who have sex with men（MSM）の場合にリスクが高いことがわかっていますので、そのような患者背景を考慮した上でHCV抗体検査を勧めます。HIV感染症は、無症候のうちに、エイズを発症する前に見つけることができれば、治療により平均寿命をまっとうできるわけですから、命を救う検査だという認識で積極的に勧めましょう。

知っておきたい性の仕組み

　皆さんが想像する性別とは男か女かであり、その区別には見た目、いや、正確には性器の違いで性別を認識していますよね？　実は人間の性別は非常に多彩であり、性器の違いは、性を大きく分類する上での一項目である「体の性」のことを指すにすぎないのです。ほかにも「心の性（性自認）」「好きになる性（性的指向）」があり、この3つの組み合わせが性の基本骨格となります（図1）。

　体が男性、心も男性、好きになる性が女性→ストレート男性
　体が男性、心も男性、好きになる性も男性→ゲイ
　体が男性、心は女性→トランスジェンダー（トランス女性）
　体が男性、心は女性→好きになる性は女性→レズビアンのトランス女性

　体が女性、心も女性、好きになる性が男性→ストレート女性
　体が女性、心も女性、好きになる性も女性→レズビアン
　体が女性、心は男性→トランスジェンダー（トランス男性）
　体が女性、心は男性→好きになる性は男性→ゲイのトランス女性

　体と心の性によらず、好きになる性が男性と女性の両方である性的指向はバイセクシュアルと呼ばれます。
　よく言うLGBTとは、上記のようなレズビアン（L）・ゲイ（G）・バイセクシャル（B）、トランスジェンダー（T）の頭文字を取ったものですが、そもそもLGBは「好きになる性（性的指向）」の話ですが、Tは「心の性（性自認）」の話なので、一緒くたにすること自体、実際は微妙なのかもしれません。
　セクシュアリティに関しては奥が深く、心の性（性自認）の中にはXジェンダー（X）という、男性／女性のどちらか一方ではないセクシュアリティが存在します。Xジェンダーは主に、中性（男性と女性の間）、両性（男性かつ女性）、不定性（ある時は男性、ある時は女性として流動的）、無性（男

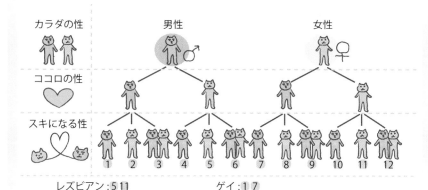

カラダの性　　　　　　男性　　　　　　　　　女性

ココロの性

スキになる性

1　2　3　4　5　6　7　8　9　10　11　12

レズビアン：5 11　　　　　　ゲイ：1 7
バイセクシュアル：3 6 9 12　　トランスジェンダー：4〜9　　ストレート：2 10

図1　「体の性」「心の性（性自認）」「好きになる性（性的指向）」

（文献6を参考に作成）

性でも女性でもない）の4つに分かれます。また、クエスチョニング（Q）
という自分のセクシュアリティが決められないものもあります。LGBTQ と
呼ばれた場合の Q の一つがこのクエスチョニングですね。

　初めてこれらを学んだ人の中には、もうわけがわからん、と言いたくなる
人もいるかもしれません。ただ、大切なことはすべてを理解するのではなく、
自分とは異なる人たちの存在を認識することだと思います。セクシュアルマ
イノリティ（性的少数者）の健康問題を調べた研究では、そうでない人と比
べて自殺リスクが6倍高いとのデータもあり[6]、医療従事者としては看過で
きないメンタルヘルスの問題を抱えています。

　そんなセクシュアルマイノリティの人たちは、誰がLGBTに理解があって、
誰がLGBTに偏見を持っているのかわからないストレスフルな世界で生き
ています。

　そこで、アライの登場です。アライとは「ALLY ＝味方、同盟」といった
意味の言葉で、セクシュアルマイノリティの存在を認め、不安や迷いに寄り
添える人のことを指します。医療従事者である自分がアライであることが伝

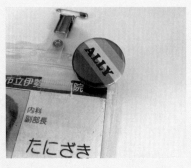

図2　アライバッジ

われば、セクシュアルマイノリティの患者さんの不安を少しでも軽減できるのでは、と思い、筆者は自分のネームプレートにアライバッジをつけて仕事をしています（図2）。

　とは言え、マイノリティは何も性的少数者だけの話ではありません。小児、外国人、移民、民族、貧困層、障害、宗教的少数派など、さまざまな切り口から見ても、マイノリティと呼ばれる人たちは存在します。左利きもマイノリティですし、血液型のAB型もマイノリティですね。人類は、今まで主にマジョリティ（多数派）の人たちが無意識のうちにマジョリティのための社会づくりを進めてきました。しかし、現代の社会がさらに成熟するためには、マジョリティがマイノリティの困難を理解し、すべての人が不安なく過ごせる社会を目指すべきでしょう。そんな社会の変化に呼応できるように、私たち医療従事者も、日々訪れる患者の中に確実に存在するマイノリティに対する知識をアップデートし続けていきたいですね。

〈引用・参考文献〉

1) 厚生労働省エイズ動向委員会. 令和3(2021)年エイズ発生動向年報(1月1日～12月31日). https://api-net.jfap.or.jp/status/japan/nenpo.html

2) 釜野さおりほか. JSPS科研費「性的指向と性自認の人口学 – 日本における研究基盤の構築」「働き方と暮らしの多様性と共生」研究チーム編. 大阪市民の働き方と暮らしの多様性と共生にかんするアンケート報告書(単純集計結果). 2019.

3) 早川隆啓ほか. 男子尿道炎414例についての臨床的検討. 日本泌尿器学会雑誌. 2002;93(3):450-6.

4) 井戸田一朗の「性的マイノリティの診療日誌」. 井戸田一朗の「性的マイノリティの診療日誌」. 日経メディカル. https://medical.nikkeibp.co.jp/leaf/mem/pub/series/itoda/201609/548258.html

5) Workowski KA, et al. Sexually Transmitted Infections Treatment Guidelines, 2021. MMWR Recomm Rep. 2021;70(4):1-187.

6) 電通ダイバーシティ・ラボ. LGBT調査2018. https://dentsu-ho.com/booklets/347

7) Hidaka Y, et al. Attempted suicide and associated risk factors among youth in urban Japan. Soc Psychiatry Psychiatr Epidemiol. 2008;43(9):752-7.

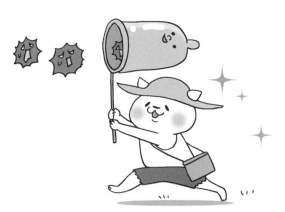

第3章

性感染症についての
相談から学ぶ

この章では、性感染症について相談を受けたときに、どんな応答（レスポンス）が可能なのかを考えてみたいと思います。

　病気について誰かに相談する際、友人、パートナー、家族、同僚、上司といろいろな相手がいますが、性感染症の場合は「話題にしにくい」ですし、親密な関係であるとなおさらです。

　性感染症について学ぼうと思ったとき、医学の教科書を見ると、病原体、自然経過、検査や治療のことは書いてありますが、どんなやりとりをしたらいいのかは書かれていません。感染症の支援で大切なのは、「本当に感染していた場合、早く対応した方がよいこと」、感染しているかどうかを考えた時点で生じる「不安そのものや苦痛を和らげること」です。そして、その人の後ろにいるもう１人の対象の健康支援につなげることです。

「これって性病？」「もしかして性病？」

　何かの症状に気づいた人が、その直前や少し前の性的なコンタクトと関連づけて不安になることがあります。電話やチャット系の相談でのポイントは、受診につなげることです。「症状がある→受診して相談」です。「○○かもしれない」と病名などを並べる必要はありません。性感染症ではないとしても、その症状への対応や不安の軽減につなげることができます。

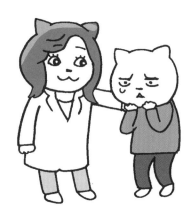

不安を感じた症状の写真を残しておくといったアドバイスは有効です。な
ぜならば、時間とともにその症状が消えてしまうことがあるためです（診
察する医師の参考にもなります）。症状が消えた時点で、「あ、治ったのか
もしれない」と思って診断・治療のチャンスを逃すことがあります。「症
状が消えた」＝「治った／ほかの人にうつらなくなった」かは不明です。
性的なコンタクトがあり、予防が十分できていないかもと本人が考えてい
て、症状があったら、早めの受診を勧める、です。

　電話やチャット相談をしている段階で、「受診した方がいいのかなあ」
とすでに考えているので、「あなたの健康のために、あなたとパートナー
の今後の健康のために」というスタンスで背中を押してもらうことが実際
の受診行動につながります。

　しかし、実はこれでは足りません。ここまでは気持ちの段階です。具体
的な行動に移すためには、具体的な情報が必要です。もしもあなたが相談
に乗る立場の人でしたら、受診できる医療機関の情報を手元に集めておく
とよいでしょう。特に若い人が対象の場合は夕方や土曜日の受診が可能な
ところ、男女別の紹介先をリスト化しておきます。

　ここでは、いかに早めに受診につなげるかを説明しているので、もう一
つ加えておきます。それはお金の話です。相談の中で多い質問は「お金は
いくらかかりますか？」です。500円なのか、5,000円なのか、50,000円
なのか、あまり病院に行かない若い人にはイメージがありません。病院の
候補に加えて、持参するものや費用の情報があることで、行動変容がより
リアルなものになっていきます。

　逆の場合を考えてみましょう。本人が性感染症について考えていない場
合、あるいはインターネットなどで調べての自己診断で特定の病気と思い
込みほかの病気である可能性を考えていない場合に、「もしかしたら○○
の可能性もあるかも」と伝える必要があります。

この場合は、「よくある誤解」「間違えられやすい症状」なので念のため聞きますが…と尋ねるか、問診票の項目に（抜けやすい質問として）海外渡航歴、動物接触歴、性的な接触歴を入れておくことで、全員に一律に尋ねていることが伝わるようにすると、回答する側も思い出すきっかけになり、医療者と会話をするハードルが下がります。

　一つの例を挙げましょう。数年前、都内で海外渡航歴のない人にデング熱が流行したことがあります。テレビなどでも大きく扱われ、発熱や発疹、リンパ節が腫れるといった症状が紹介されました。この影響で、発熱・発疹・疲労感・頭痛などの症状があり、蚊に刺された自覚がある人の「私もデング熱でしょうか？」といった問い合わせや受診が増えました。デング熱の人もいれば、風疹の人も、HIV感染症や梅毒の人もいました。蚊に刺されたのはたまたまで、ウイルス感染症の初期症状として「よくある」ものが広く報じられたために本人が関連づけて考えたのでした。ここでHIV感染症や梅毒を見落とさないためには、相談者が一言も触れていない性的接触について尋ねる必要があるわけです。

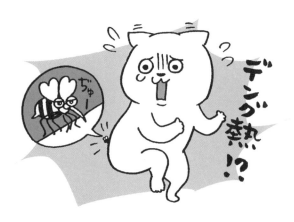

「病院に行きたくないんですけど…」

　何か症状がある、接触者（パートナー）に症状がある、周囲に似たような症状を経験した人がいることから、「もしかしたら性病かも」と不安になったものの、相談員の勧めを聞いても受診をためらう人がいます。このような場合はどうしますか？「個人の自由」だからと、そこで相談対応をやめますか？本当に行くつもりがない人は相談してきませんので、相談してきた時点で「やっぱり受診した方がいいのかも」と多少は考えていると思います。

　この場合は、説得せず、ファクト（実際にあったこと）を確認して、課題を一緒に検討します。「何か気にしていること、心配なことはありますか？」「世の中の多くの人は性感染症で受診する経験がほとんどないので、不安を持っていても"ふつう"ですよ」というところから出発してみてください。例えば、次のような不安が聞かれます。

- 医師やスタッフに怒られるんじゃないか、批判的な視線を向けられるのではと不安
- 住んでいる地域は近所の人の行動がすぐ噂になるので、個人情報の扱いが不安
- 怖い病名だったら嫌だ
- 下着を脱ぐことになると思うが、実際の検査や診察方法がわからず不安

　実際にどのような検査を行うのか受診前にホームページで確認したり、受診相談電話で「不安」に思うことを具体的に聞いてみる、一般的な診察手順を伝える（教えてもらう）ことで行動につながりやすくなります。怖い病名、例えば一生治らないとされている HIV 感染症だったらどうしようと思う人が、「検査を受けたくない」「受診したくない」と相談してくることは珍しくありません。医療や公衆衛生の専門家からしたら、「怖いな

ら、さっさと検査して必要な治療につながる方がメリットなのに」と思う
わけですが、最近の治療の状況を知らず、昔の情報のままアップデートさ
れていなければ、「怖い」「知りたくない」と思っているかもしれません。
「怖い」が死のイメージなのか、結婚や就職・進学の選択肢に影響すると
考えて（誤解して）のことなのかを確認することで、受診のハードルが低
くなることがあります。

　さて、「それでもやはり病院には行きたくない」（しかし「性病かも」と
悩む）人には上記のような声かけしか選択肢がないのかというと、そうで
はありません。誰かに受診そのものを知られたくないなら遠方の医療機関
を受診してもよいですし、例えば匿名で受けられる保健所や特設検査所で
の検査は居住地での制限をしていませんので、都合が合えば都市部で受け
るという選択肢もあります。
　また、性感染症の検査には、自分で尿や血液を採取して郵送する在宅検
査もあります。確かに、病院での検査より正確さなどで劣る可能性もある
のですが、「何もしない」のではなく、そこでの結果を見て「やっぱりリ
アルな診察を受けておこう」と思う人もいます。つまり在宅検査は受診の
代わりのようでもあり、プロセスの一部としても有効と考えることができ
ます。「陰性」の結果の場合、「ああよかった」で終われる人と、「でも病

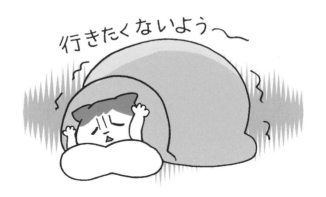

院の検査じゃないし」と思う人がいます。後者は受診につながるパターンです。「陽性」判定の場合も、結果を示すときに「受診しましょう」というメッセージが伝えられるので、「やっぱり行かないとだめかー」と納得レベルが上がった状態で受診につながります。

　ですから、「ネットで申し込む郵送検査なんて…」と言わずに、「とりあえず検査を受けてみようかな」という気持ちや動機づけを大切にしてもよいでしょう、という話でした。

「相手に言いたくないんですけど…」

　性感染症と診断された、あるいは性感染症ではないかと不安に思っている人の相談では、受診への不安だけでなく、その先に起こりうることで困っている場合があります。それは、「自分は誰からうつったのか」「自分は誰かにうつしたのか」という検討事項です。医療機関では、直近1カ月くらいの性行動歴を確認します。コンドームを使わないセックスをした相手全員に検査を勧めてください、と提案するわけですが、「特定パートナー」とそれ以外の人（ここでは「カジュアルパートナー」と呼んでおきます）では、検査を勧めるハードルが異なってきます。

　親密な関係のパートナーしかいなければ、その相手からうつったのだろうと推測することができます。この場合、「自分のパートナーはそもそも誰から感染したのだろう？」「自分以外にも性的な相手がいるのだろうか？」と考えることになります。その逆で、親密なパートナーには「あなただけ」と伝えているものの、実際には複数のカジュアルパートナーがいる場合もあります。コンドームの使用頻度、性行為の頻度・時期が明確に整理できず混在している場合は、誰から誰へは本当にわからず、特に「どちらが先に」がわかりません。

　ですので、「相手に伝える」ことの目的は、どこから、誰からという事件の調査ではなく、相談者とパートナー（たち）の健康支援であるというスタンスと、それを伝えることが重要です。

これ以外にも、伝えなくてはいけないのか、あるいは本人が嫌だと言っても、感染リスクがある人に医師やスタッフは伝える必要があるのではないかという問題もあります。これは国によって制度やマニュアルが異なります。日本では、「性感染症に関する特定感染症予防指針」にパートナーの検査の重要性が記載されています。また日本性感染症学会の「性感染症診断・治療ガイドライン2020」を見ると、パートナーの検査・治療の重要性が記載されています。しかし、医療機関や公衆衛生部門の人は「必ず」伝えなさい、とは書かれていません。

　では、受診していないけれど感染リスクが発生している人に何もできない、何もしなくていいのでしょうか。答えはNoです。放置すればほかの人に広がっていきますし、妊婦が感染すれば母子感染のリスクがあるものもあります。

　国によってはオンラインのコンテンツを使って、正式な名前や電話番号も知らない接触者にハンドルネームをたどって検査を勧める取り組みがあります。本人が言いたくないという場合、公衆衛生部門が（どこの誰とは書かず）手紙で本人に伝えるような仕組みがあります。医療機関の医師の名前で（どこの誰とは書かず）性感染症になっている可能性があると伝えて検査を勧めたりもしています。日本の場合は、診察室で医師や看護師が

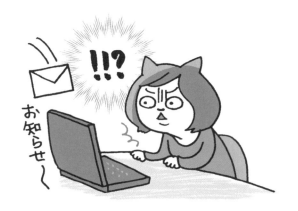

問診や日常生活指導場面で伝える必要性、伝え方を共有しておく必要性があります。

　「特定のパートナーがいるのに、ほかにもカジュアルパートナーがいるなんて、信じられない、自分だったら許せない」という感情（反応）を自分の中に感じる人もいるでしょう。しかし、相談や医療の対応の中では、いかに本人と感染リスクがある人を検査につなぐことができるのかが皆の共通のゴールですので、その人たちの人間関係や恋愛や性行動の様式に深入りしたり、それにとらわれて必要な対応ができなくならないようにすることが重要です。

　医療機関や公衆衛生部門から何も情報が得られず、自分の健康リスクが放置された、誰も教えてくれなかったために健康被害につながったと認識した人たちからは「伝えなかった」責任も問われるでしょう。個人情報だから伝えなくても許されるということではありません。

　また、コンドームを使っていたから相手には言わないという人もいますが、コンドームでは予防しきれない感染症があったり、使用も100％でなかったりするので、「検査を受ける機会を提案しなくてよい」とは言えません。感染するかもしれないリスクを知りながら相手への感染対策をせずに性行為や性的接触をした場合は罪に問われることもあります。

　少なくとも、相談記録やカルテには、接触者に検査を勧めることについて説明した、医療機関で作成した検査勧奨の資料を必要な人数分渡したことを記録しておくのがよいでしょう。

　「言いたくないなら言わなくていい」ではなく、「自分で言いたくないのだとしたら、どのように検査を勧めるか」を共に考えてください。

　する・しないの選択ではなく、具体的な選択肢のどれならばできそうか、と一緒に考えてください。「伝えない」ことは逃げ道にも解決にもなりません。相手が発症したら「伝えてもらえなかった」「検査や治療のチャンスを逃すことになってしまった」ことに怒りの感情が生まれたり、信頼や

関係の破綻につながることもありますので。

「もう二度と恋愛もセックスもできないのでしょうか？」

　さまざまな疾患で受診する人に対して、検査や治療の説明以外にも、日常生活で注意すべき点があれば医師やスタッフが説明します。性感染症では、本人が検査・治療で回復することと、治療中に誰かにうつしてしまわないように「医師がOKというまでセックスは延期」と助言する必要があります。伝えなければ、「病院に行ったからパートナーとセックスをしても大丈夫だろう」「性産業の仕事を再開しても大丈夫だろう」と期待に合わせた自己解釈になります。「再検査で確認するまでは中止」と言っても、生活がかかっているような場合、症状が治った時点で再開されることもあります。具体的な助言を忘れないようにしましょう。

　「もう二度とできないのか？」という相談は、治らない性感染症になったのだと説明した後に出る質問の定番です。それはなぜか？　自分が好きになった相手にこの病気をうつしてはいけないとの緊張からです。100%の予防効果ではないとしても、コンドームを使用すれば多くの感染リスクは制御できます。また、HIV感染症は、治療薬で体内のウイルスの量を減らした場合（ほかの性感染症を合併していない場合）、"仮に"コンドームを使わないとしても相手にはほぼうつらないというデータが増えています。性器ヘルペスも、ウイルスの量を抑制する治療方法があるので、相手へうつすことを予防するための工夫・選択肢として提案することもできるでしょう。そもそも感染に気づいていない人たちは、「治らない感染症になったらどうしよう」という生活不安を持っていません。診断された人たちだけが背負う話にならないよう、またHIV感染症にはならないとしてもほかの性感染症にならなくていいように、コンドームの継続使用の話をすることが重要です。

　つまり、治らない性感染症になったとしても、性的な活動は長い人生に

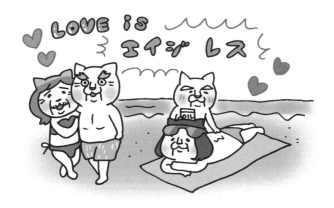

LOVE is
エイジレス

　おいて続くわけですし、「二度とできない」わけではありません。

　相談対応する人が「性感染症があるのに…」というスタンスでいると、この業務は続けるのが苦しくなりますので、性的な要素が生活や人生でどれくらい大切か、自分・他者についてぜひ考えてみてください。

　帝王切開など医療の助けが必要になることはあっても、安全に妊娠・出産が行えるようにと医療は備えています。性感染症になった人が、病気以上の重荷を背負わなくていいよう、前向きな説明や提案ができるようになりましょう。

「一度かかったら、もう感染しませんか?」

　感染しているか、感染したことがあるかを知るための検査があります。しかし、100％確実な検査はありません。感染していないのに感染しているかもと言われること（偽陽性）も、感染しているのに感染していないという結果が出ること（偽陰性）も、どちらも常にありえます。原因はいろいろありますが、「判定には早すぎた」「十分な量がなかった」「保管方法が適切ではなかった」などが考えられます。

　クラミジアの検査には尿を用いるもの、血液を用いるもの、分泌液を用いるものと種類があります。尿や分泌液を用いた検査は「現在、感染した

状態にあるか」を知るために行われます。血液検査の場合は過去に感染したことがあるかがわかりますが、現在もオンゴーイングで感染している状態かはわかりません。例えば、「若い女性でどれくらい感染が起こっているのか」を知るためには意味がありますが、今、治療を検討すべきなのかまでは判断できない情報ということになります。

　一番の注意事項は、一度感染して抗体陽性の判定が出ても、再感染が何度も起こりえることです。ここで多くの人が混乱するのは、「ワクチンをうって抗体をつくる、それは感染予防になる」という話を知っているからです。クラミジアになった、抗体ができた、だからもう感染しないだろうと期待している人たちがいますので、検査の結果の意味を伝えるときに再感染が起こりうること、そのために予防の継続が必要であることを伝えます。

　同じ話はHIV感染症でもあります。感染してからできる抗体を見て感染を判定する場合と、ウイルスそのものを判定する検査とがあります。ウイルスがたくさんいれば判定できるものの、量が少なく「検出限界以下」となる人たちがいます。測れないほど少なくてもウイルスがいないというわけではないことがやっかいです。抗体ができても再感染のリスクがやは

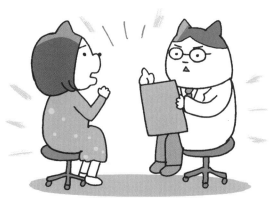

りあります。HIV 抗体陽性なので、性感染症はもう何も怖くないと考えた人から「コンドームは使わなくてよいですか?」という質問がありました。一番怖れていたものに感染したわけだし、梅毒やクラミジアには治療(薬)があるし、ということでした。違うタイプの HIV に重複感染する可能性があり、今うまくいっている治療が失敗する原因になったりしますので、予防を継続することが必要なのだということを確認します。

しかし、「念のために検査をしましょう」と勧められ、お金を払って受ける検査の結果が実は確実ではないと言われたら、それだけで「え、何を言っているのかわからない」と思われたりもします。検査への疑問が医療者との信頼関係の邪魔になってはいけません。また、結果を信用できずに不安が続いてしまうのはお気の毒です。

症状がないのに陽性、症状があるのに陰性、これも疑問を持たれます。「そのようなタイプの感染症がある」ことはあまり知られていないと思った方がよいです。「それじゃ、困るじゃないか」と思う人もいますが、検査はデータでしかなく、診断そのものは問診・診察を含めた総合的な医師の判断で行われます。無症状で検査の結果が陰性でも、念のために治療をしておいた方がよいとなるのは、パートナーの診断が先に確定していて、感染しそうな時期にコンドームなしのセックスをしているような場合です。性器クラミジアのように女性の8割、男性の5割が無症状、治療は1回内服するだけだとしたら、苦痛も少なく、念のために治療しておくことがその人にとっても周囲にとってもメリットが大きいでしょう。国によってはその状況だけで検査をせずに予防的に治療を行うところもあります。検査を受けたがらない人、そのコストの負担が難しい人などに治療してもらう方が医療にアクセスできないよりはましだからです。

新型コロナウイルス感染症の流行時期に、PCR 検査、抗原検査といっ

た名前や検査の内容を知る機会が増えました。症状があるので急いで検査したのに陰性だった、数日後に別の検査をしたら陽性だったという経験をした人も多数いました。性感染症でも同じようなことが起こります。

　コンドームなしのセックスをした後に、相手から「実は HIV に感染している」と告げられてびっくりし、急いで検査をしたいという相談が来たとします。しかし2〜3日後に検査をしても結果は「陰性」です。早すぎるためです。そこでどのような助言をするのがよいか考えてみてください。「もう少し待ってから、正確に判定できる時期にしましょう」と説明しますか？　正解は「本人が希望しているなら、その時点で一度検査する」です。その理由は、今回の相談のもとになったセックス以外にも、過去に感染の機会があったかもしれないからです。コンドームを使っていないとしたら、ほかの感染症も併せて検査してもよいでしょう。何もしないで待つより、その時点で念のためにできることをしておきたいと考える人もいます。

　結果が陰性である可能性を説明した上で、2回目の検査をあらかじめ提案しておくことで、病気や予防についての関心・理解が高まります。「もしかしたら」の相談では検査を上手に活用しましょう。

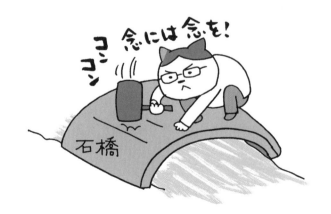

「病名を知られたくないんですけど…」

　性感染症の予防を広げたいと考えたときに、私たちは自分たちの目線・コンセプトで企画をします。しかし、本当に大切なのは、利用のしやすさ、利用する人の目線で考えた準備です。

　ある国で、妊婦の性感染症とそこからの母子感染が問題になっていました。そこで、先進国からの援助で検査と治療が行えるセンターを作ったのですが、最初の名称はSTD（性感染症）センターになりました。開設後の利用状況は芳しくありません。無料にしても、お土産をつけても、利用者は増えませんでした。その看板のついた建物に入っていくところを近所の人に見られたくないためです。そこで、名称をファミリー・ヘルスセンター的なものに変えました。子どもの健康相談もできるようにし、女性の総合的な健康相談へと入口を広げ、受診や相談に来た人に広く検査を呼びかけたところ利用率が上がり、治療につながる人が増えました。結果として、この地域の感染症の報告は増えました。感染が広がったのではなく、もともと把握できていなかったぶんを検査で拾い上げられるようになったからですね。

　同じような話は日本でもあります。HIVに感染した人は定期受診で治療の継続が必要になります。このとき、「あの病院のあの診療科」の待合室にいたから、○○医師の外来の予約患者だからもしかして…と思われるのが嫌だという患者さんたちがいました。また、HIV検査の結果、陽性だった患者さんから、紹介する先は「内科」にしてほしいという希望がありました。「エイズ」と名前がついていたり、感染症科では嫌だという話です。感染症科だと待合室に感染症の人がいて、免疫が低下している自分にうつるんじゃないかという不安を持っている人もいました。その後、地域の拠点病院ではなく開業医でも処方が可能になり、長期処方することによってまめに病院に通わなくても健康管理ができるようになりました。

病名や事情を知られたくないということは性感染症以外でももちろんあるのですが、「もしかして性感染症？」と不安になったそのときから、病気のことだけでなく、それを関係ない人に知られることにも気をつかわなくてはいけないと思っている人たちがいることを忘れないようにしましょう。

　ネーミングの工夫として「ブライダル検査」を考えてみましょう。結婚に備えた健康チェック的なイメージがあります。性感染症を含めて風疹の免疫なども調べる検査パッケージです。「性感染症パック検査」とどちらが利用しやすいでしょうか？　結婚の予定があるかは医療機関には直接関係ありません。「どなたでもご利用いただけます」としておけば、電話予約もしやすくなりそうです。

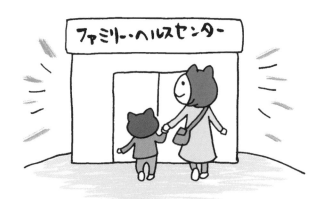

補講：未体験ゾーンのはなし

　性感染症をライフワークにしはじめたとき、友人たちは「大丈夫？」「本気？」「なんでまた」と、どちらかと言うと否定的な反応でした。感染症好きが集まると、そこには虫系（寄生虫）とか、サイトカインストームが好きとか、放っておくとずっとその話をエンドレスにするオタク的な楽しい空間ができますが、性感染症はそこまで盛り上がりません。

　理由の一つは、行為や関係を表現する単語を口にしづらいからだろうと思います。どうしても秘めた感じが残るんです。でも、私はこの秘め事感は重要だと思っていて、秘めるようなことだし、秘めているからこそイイ！関係や空間があるわけです。性教育が好きな人たち（予防教育クラスタ、とでも言いましょうか）の、「性はふつうのこと、当たり前のこととして、もっとフランクに話しましょうよ」という活動系の提案にのれない感じがするのはこのためです。

　ある日、採血室で患者さんと話をしていたときに、何度目かの感染予防の話になりました。患者さんは、「自分はリスクがあるようなセックスが好きなんですよ。どきどきヒヤヒヤわくわくします」「うしろめたさに燃え（萌え）ます。安全で日常的だと盛り上がりませんねえ」と言った後、「それでまあ、また感染しちゃったわけですけどね」とつぶやいていました。

　この話をオランダ留学中に公衆衛生の人たちとしたときに、「その人たちからその幸せを奪ってはいけないんだよ」「予防や医療をやる人は、そこで信じられない・許せないなんて言ったら終わりだな」と言われました。

　「完全な予防法はないんだから、失敗でもないだろう？ 少しでも健康や安全の選択肢を提供し続ける。それが私たちの仕事だろう」

　「君の言い方を聞いていると、感染ってしてはいけないことかのような、人生の負けや損失であるかのような圧を感じるね」

　「そんな人に相談したいって思うかな」

「そこで言うべき言葉はただ一つだ。"早く気づけてよかったね。これからも変だな？と思ったら早めに相談してね"」

　この本は道徳とか倫理とか法律や制度の理想の話ではなくて、「まあ、現実はそうなんだよねえ」と仲間内で話すときのゆるふわ感で書いています。診察室でも保健室でも、私たちはその人の人生のごく一部の課題（健康問題）にだけフォーカスして最適化しているだけであり、その人が大切にしている人間関係とか性の価値観には踏み込まないし、踏み込めません。

　でも、まじめな読者の方は性の話は苦手だったり、しんどかったり、特に相手の行動や価値観を受け入れられないときにはストレスも大きいと思います。

受容？　できません

理解？　いたしかねます

ですよね。私はどちらもできなくていいと思っています。それは自分の価値観ですから。そのようなときは、「そうなんだ」「そういうこともあるんだね」「なるほどね」という肯定的な線引きをして自分を守ってください。

　多様性？　権利？　人権？　そのようなプロパガンダに巻き込まれたり苦しんだりしないでください。嫌いでも理解できなくても、情報や医療の提供は可能です。

その上で、「そういうこともあるんだね」のトレーニング

　人は体験したことがあること、がっつり勉強したことにはイメージや対応がスムーズです。でも全く知らないことや未経験のことは、どう考えていいのかわからず、戸惑います。その衝撃をやわらげるために、私は世界中の歴史上の性の話、表現を「知る」「観察」を積極的にしています。観察モードのため、どきどきしたりエロティックな楽しさはないんですが、描き残した意味を考えたり、自分はまだまだ知らないことだらけだな、とリマインドするのに役立ちます。

　肛門や口を使った性行為、年齢差のある性行為、動物との性的な接触、物を使った接触、これらは古代の彫刻や絵画、今ならインターネットの動画や漫画などに表現されています。たくさん見たこともある人もいれば、全く見たことがないという方もいるでしょう。国によっては法的に規制されていたり、刑罰の対象になる関係や行為もあります。年少の男女を対象にした場合は特に厳しく取り扱われます。「個人の自由だ」「多様性を重視」とも言っていられません（同意年齢に関わる話はこの本の範囲を超えるので詳細を書きませんが、医療関係者・行政や教育の関係者は、子ども虐待の可能性について早期に把握・通報しますので、ぜひ別の教科書で学んでください）。

メモ

【オーストラリアのセクシュアルヘルス クリニックを受診する人を対象とした調査】[1]
　オーストラリア人一般を対象とした調査ではありません。この人たちに過去3カ月間の性行為を尋ねたところ、次のような結果でした。
　対象は709人、回答率は24.6％（半分より少ないので、回答者のバイアスがあります）。95.5％が腟−ペニス性交を経験し、50.1％はコンドームなしの腟−ペニス性交をしていました。19.0％がこれまでに肛門性交の経験があり、そのうちの63.5％（n＝94）が過去3カ月以内にコンドームなしの肛門性交を行っていました。調査に協力した人の89.8％は口腔性交をこの期間に「受けて」おり、年齢層や性別によって差はありませんでした。「行う」のは女性（93.4％）が男性（82.6％）よりも多く、差が見られました（$p < 0.001$）。リミング（肛門への口での刺激）を受けたことがあるのは女性（26.6％）、男性（12.6％）、行うのは男性（25.5％）、女性（9.3％）と差が見られました。リミングと肛門性交は異性愛者の5分の1以上が行っていることがわかりました。

【サハラ以南の国の思春期層における性行動調査：系統的レビューより】[2]
　過去の調査研究から、口腔性交・肛門性交の実施状況について調べた論文です。アフリカはかなり広く、国によって文化や結婚の形態も異なります。この調査では2018年8月30日までの論文を7つのデータベースから抽出し、13,592本の論文のうち103本を検討しました。口腔性交を実践したことがあるのは思春

期 1.7〜26.6％、大学生 5.0〜46.4％、青年と成人の混合 3.0〜47.2％の範囲でした。肛門性交を行ったことがあると報告されている割合は、青少年では 6.4〜12.4％、大学生では 0.3〜46.5％、青少年と成人を合わせた人口では 4.3〜37.8％でした。ほとんどの研究で、どちらの行動も女性よりも男性の方が多く報告されています。異性間の口腔および肛門性行為は、一貫性のないコンドームの使用や複数の性的パートナーなど、いくつかの高リスク行動と関連していました。

〈引用・参考文献〉

1) Phillips TR, et al. Oral, Vaginal and Anal Sexual Practices among Heterosexual Males and Females Attending a Sexual Health Clinic: A Cross-Sectional Survey in Melbourne, Australia. Int J Environ Res Public Health. 2021;18(23):12668
2) Morhason-Bello IO, et al. Reported oral and anal sex among adolescents and adults reporting heterosexual sex in sub-Saharan Africa: a systematic review. Reprod Health. 2019;16(1):48.

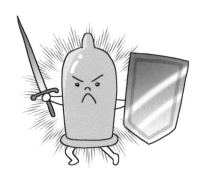

おわりに

　私は医師7年目から国立国際医療研究センター（NCGM）の総合感染症コースで本格的に感染症のトレーニングを受けました。そのときの仲間の一人が国際感染症センター（当時の国際疾病センター）に勤務していた堀さんで、私がNCGMを離れた後も、継続的にさまざまなことを学ばせてもらってきました。

　東京都新宿区という性感染症の症例数が多い地域での診療は学び多き時間でしたが、同時に性感染症の症例数にここまで地域差があるのかと驚きました。いや、もしかしたらそれは、性器外症状で受診した性感染症の患者さんを今までの自分が見逃していただけかもしれません。

　性感染症の勉強をしていると、単に医学的知識やノウハウだけでなく、本当に学ぶことが多いことがわかります。性的少数者のこと、スティグマのこと、性教育のこと、性産業のこと、自身に潜む差別や偏見のこと…。診断・治療だけでなく、予防のことまで考えたら、これらは医療従事者だけが知っていればよい内容ではなく、高校…中学校…いやいや、もっと以前の未就学児から、それぞれの発達段階に応じた系統的な性教育が必要なのでしょう。

　私自身もそんな性教育を受けた記憶はないので、書き物をするとどうしても医学的知識に偏りがちですが、本書は堀さんと共著にしたことで、単に医学的知識の羅列にとどまらない幅広い切り口を持った、すべての医療従事者にオススメできる書物へと変貌しました。

　というわけで、本書を手に取った皆さんの中に新たな世界が広がることを夢見て、最後の原稿を校了しようと思います。最後までお付き合いいただきありがとうございました。

2023年8月

谷崎隆太郎

著者紹介

谷崎隆太郎（たにざき りゅうたろう）

市立伊勢総合病院 内科・総合診療科 副部長
三重大学医学部 非常勤講師
三重大学高等教育デザイン・推進機構 非常勤講師

2006 年、埼玉医科大学卒業。宮城厚生協会坂総合病院、岐阜大学医学部附属病院救急災害医学講座、国立国際医療研究センター総合感染症コース、名張市立病院総合診療科を経て 2019 年より現職
専門は伊勢志摩。趣味は懸垂とリングフィットアドベンチャー
主な資格：感染症専門医、日本唐揚げ協会認定 2 級揚師

堀　成美（ほり なるみ）

看護師・感染対策コンサルタント
東京医科歯科大学大学院医歯学総合研究科
統合臨床感染症学分野 非常勤講師
国立感染症研究所 協力研究員

法学部で医療過誤訴訟にハマり、「まず予防」の実現を目標に看護短期大学に入学。がん・感染症センター都立駒込病院勤務時代に「病院で待っていてはダメだ」と実感し、感染症予防のスペシャリストを目指し、国立感染症研究所 FETP（感染症実地疫学専門家養成コース）で初の看護職研修生となる。国立国際医療研究センター 感染症対策専門職の後、現在はフリーランス
人生の辞書に緊張という文字はないが、重症の高所恐怖症かつ方向音痴

ねころんで読める性感染症

2023年10月1日発行　第1版第1刷

著　者　　谷崎 隆太郎／堀 成美

発行者　　長谷川 翔

発行所　　株式会社メディカ出版
　　　　　〒532-8588
　　　　　大阪市淀川区宮原3-4-30
　　　　　ニッセイ新大阪ビル16F
　　　　　https://www.medica.co.jp/

編集担当　木村有希子
装　幀　　市川 竜
本文イラスト　藤井昌子
組　版　　株式会社明昌堂
印刷・製本　日経印刷株式会社

ISBN978-4-8404-8214-1　　Printed and bound in Japan

当社出版物に関する各種お問い合わせ先（受付時間：平日9：00〜17：00）
●編集内容については、編集局 06-6398-5048
●ご注文・不良品（乱丁・落丁）については、お客様センター 0120-276-115